U0586656

医内科临证经典丛书

总主编 田思胜 裴颢

慎柔五书（校注版）

明·胡慎柔◎著

李成文 刘桂荣◎校注

中国健康传媒集团

中国医药科技出版社

内容提要

《慎柔五书》为明末毗陵人胡慎柔所著，初刊于明崇祯九年（1636 年）。全书共五卷：卷一师训，述录查了吾先生遗论及周慎斋先生学术源流；卷二医劳历例，多为临证体会和经验之谈；卷三、四分论虚损和劳瘵证治；卷五为慎柔治验病案。其内容以内科虚损类疾病为主，兼及其他杂病证治。胡氏学术思想，宗于李东垣，承于薛立斋。是书有论、有方、有医案，其中不乏作者的独到见解，指出凡治诸症，皆以保护脾胃为主；对虚劳证治提出了颇多真知灼见，可为老人、虚人调养指南，对后世医家影响较大。本书具有较高的临床价值，适合广大中医临床工作者和爱好者阅读。

图书在版编目（CIP）数据

慎柔五书：校注版／（明）胡慎柔著；李成文，刘桂荣校注. — 北京：中国医药科技出版社，2024.7

（中医内科临证经典丛书／田思胜，裴颢总主编）

ISBN 978 - 7 - 5214 - 4517 - 6

Ⅰ.①慎…　Ⅱ.①胡…　②李…　③刘…　Ⅲ.①中医内科学 - 中国 - 明代　Ⅳ.①R25

中国国家版本馆 CIP 数据核字（2024）第 052463 号

美术编辑 陈君杞
版式设计 南博文化

出版　**中国健康传媒集团** | 中国医药科技出版社
地址　北京市海淀区文慧园北路甲 22 号
邮编　100082
电话　发行：010 - 62227427　邮购：010 - 62236938
网址　www. cmstp. com
规格　880 × 1230mm $\frac{1}{32}$
印张　3 $\frac{3}{8}$
字数　72 千字
版次　2024 年 7 月第 1 版
印次　2024 年 7 月第 1 次印刷
印刷　北京侨友印刷有限公司
经销　全国各地新华书店
书号　ISBN 978 - 7 - 5214 - 4517 - 6
定价　**15.00 元**

获取新书信息、投稿、为图书纠错，请扫码联系我们。

《中医内科临证经典丛书》
编委会

| 出版者的话 |

在中医的历史长河中，历代医家留下了数以万计的中医古籍，这些古籍蕴藏着历代医家的思想智慧和实践经验，熟读精研中医古籍是当代中医继承、创新的根基。新中国成立以来，中医界对古籍整理工作十分重视，在经典中医古籍的校勘注释、整理等方面取得了显著成果，这些工作在帮助读者读懂原文方面起到了重要作用。但是，中医古籍数量繁多，从目前对古籍的整理来看，各科中医古籍大多较为散在，主要包含在较大的古籍整理类丛书中，相关专业的师生和临床医生查找起来多有不便。为此，我们根据当今中医学的学科建制，选取较为实用的经典著作按学科分类，可省去相关专业师生和临床医生在浩如烟海的古籍中查找选取的时间，也方便他们对同一学科的古籍进行系统的学习和研究。

本套丛书遴选了15种中医内科经典古籍，包括《内外伤辨惑论》《血证论》《内科摘要》《症因脉治》《证治汇补》《证治百问》《医学传灯》《脾胃论》《痰火点雪》《理虚元鉴》《金匮翼》《活法机要》《慎柔五书》《医学发明》《医醇賸义》。

　　本次校注出版突出以下特点：①遴选底本，保证质量。每种医籍均由专家甄选善本，考据校正，细勘精审，力求原文优质准确。②字斟句酌，精心校注。校注专家精心揣摩，析疑惑谬误之处，解疑难混沌之点，对古籍的版本迥异、疑难字句进行释义。③文前说明，提要钩玄。每本古籍文前皆作校注说明，介绍古籍作者生平、学术特点、成书背景等，主旨精论，纲举目张，以启迪读者。

　　希望本丛书的出版能为中医学子及临床工作者研读中医经典提供有力的支持。

中国医药科技出版社

2024 年 6 月

校注说明

《慎柔五书》乃明末医家胡慎柔所著，初刊于明崇祯九年（1636年）。共五卷，内容包括：卷一师训，述录查了吾先生遗论及周慎斋先生学术源流；卷二医劳历例，多为临证体会和经验之谈；卷三、四分论虚损和劳瘵证治；卷五医案，为慎柔治验病案的记述。其内容以内科虚损类疾病为主，兼及其他杂病的证治。其学术思想，渊源本于李东垣，化裁宗于薛立斋。是书有论、有方、有医案，其中不乏作者的独到见解，其在虚劳证治的理法方药上提出了颇多真知灼见，对后世医家影响较大。此次点校以周学海刊本为底本，该书卷帙齐全，刻工精细，错误较少，有很高的文献价值，附以周学海的批注；以《中国医学大成》本为参校本，以本书之通行本为他校本。

本次点校整理，遵循以下原则：

1. 原书所引前人方剂，凡剂量、炮制法、服用法有出入处不作更动，以保持原貌。

2. 校注以对校、本校为主，他校为辅，慎用理校。

3. 凡底本文字不误，一律不改动原文；校本虽有异文但不碍文意者，不出校记。

4. 凡底本与校本有异，而文义均通者，则悉仍底本，不出校记；若校本义长者，则保留原文，出注说明。

5. 凡底本中的古字，后世仍通行者不改不校，后世已不通行者，参照异体字处理。

6. 底本未载之个别字、词、句，无关宏旨者，均不补入，以保持该书的原貌。生僻难明之词语、典故，出注说明其出处。

7. 将原本的繁体字、通假字、古今字、避讳字、异体字等均改为国家规范的简体字，不出校记。

8. 底本中个别目录与正文不一致者，据具体情况作相应补正。

9. 凡底本有脱、讹、衍、倒之处，均出注说明。

10. 书中药物名与今行之名用字不同者（如"山查"作"山楂"、"别甲"作"鳖甲"等），今径改作通用名。书中药物名与今行之名不同者（如"猩绛"作"茜草"等），均出校记。

11. 因版式变更，原书中"右""左"方向性词，一律改为"上""下"，不出校记。

由于校注者水平有限，疏漏纰缪之处在所难免，敬请同道指正。

校注者
2024 年 3 月

顾序

　　士生于叔叶①，不能希志轩冕②，又不能遂邱樊③，其或隐身以利物，混俗以宏道，往往以技显于时。史家列方伎，日者④、仓公并传，刘歆较⑤中秘书⑥，占候⑦、医方并载《七略》，一则定犹豫于几微⑧，一则救艰危于呼吸⑨。学医乎？学卜乎？吾学医矣。予自壬午逮⑩乙酉间，连岁作客，几罹兵革⑪者数矣。乃退而悬壶市上，予岂妄诞哉？

　　吾友石氏瑞章为之依表也。然予之知瑞章，繇⑫于先知

---

　　① 叔叶：即叔世，此指末世将乱的年代。

　　② 轩冕：指官位爵禄。

　　③ 邱樊：邱，邱濬，字仲深、琼山，号深庵、玉峰，别号海山老人，明代进士，官至礼部尚书、文渊阁大学士。樊，樊逊，字孝谦，北齐文学家。

　　④ 日者：古时以占候卜筮为业的人，也叫天官。

　　⑤ 较：通"校"。考校。

　　⑥ 中秘书：宫廷藏书。

　　⑦ 占候：古代星占家视天象变化以附会人事，预言吉凶。

　　⑧ 几微：细微，细小。

　　⑨ 呼吸：一息之间，俄顷。

　　⑩ 逮（dài）：及，到。

　　⑪ 罹（lí）兵革：遭遇战乱。

　　⑫ 繇（yóu）：同"由"。

有胡氏慎柔，以医隐于僧，物故①者十年矣。予交之在二十年之前，先是吾师熊鱼山先生夫人，得奇恙，随宦游，遍叩青囊②，终无济者。予推毂③慎柔，竟以六剂奏效，再数剂全瘳。自是予与慎柔同客于先生松陵④治所者一年，既得朝夕领绪益，又尽收其枕匣之秘⑤，得抄本盈尺。辛未年，予北游太学⑥，携之籧⑦中，会⑧鱼山先生以黄门⑨罢归，思慎柔不可得见，欲尽索其书。

予不敢私，而紫编丹笈⑩，自吴入燕者，又自燕入楚矣。寻⑪又遭寇狐猖，先生絜⑫家迁播⑬，闻其书已久没兵火中，迺⑭慎柔即有另本，亦已星散⑮不可问。比年来，予以瑞章友善，每与促席研究医旨，兼诸家之长，深望洋之叹。青过前

---

① 物故：亡故，去世。

② 青囊：本指古代医家存放医书的布袋，在此借指医生。

③ 推毂（gǔ）：荐举，推荐。

④ 松陵：即今苏州市吴江区北部。

⑤ 枕匣之秘：本指置于枕下，珍藏贵重物品的匣子里的秘密。在此指代不轻易传授的、高深的学问。

⑥ 太学：中国古代的国立最高学府。明代改设国子监。

⑦ 籧（lù）：用竹子、柳条或藤条编成的盛物器，形状不一。

⑧ 会：恰巧，适逢。

⑨ 黄门：官署名。黄门侍郎的简称。

⑩ 紫编丹笈：道教崇尚紫色，笈为书箱，本义为珍藏道教秘籍的紫色书箱。这里表示对《慎柔五书》的恭敬尊崇。

⑪ 寻：不久，旋即。

⑫ 絜：通"挈"。带领。

⑬ 迁播：迁徙流离。

⑭ 迺（nǎi）：同"乃"。

⑮ 星散：四散。

人①，元成奥帙②，然终于不忘所自，思慎柔不少辍，而虚怯一门，尤推独步，遂出其遗书，即予向所授受者也，予为庆幸及感慨者久之，瑞章遂谋之枣梨，盖传其学、传其人。

起膏肓③于未形，驱府俞④之沉患，瑞章之业广矣，瑞章之庆长矣。瑞章齿⑤少于予，其学窥渊海，宿儒不能也。刀圭入口，僵者立苏，所在户外屦满，所著述甚博，丽名诸生，身故在隐显之间，予则灰心，将以越人老矣，惟瑞章有以导予。

敷⑥尹顾元交书

---

① 青过前人：即青出于蓝而胜于蓝之意，指在前人的基础上得出新的见解。

② 元成奥帙：元，始；奥，深奥；帙，书的卷册。即编成内含奥义的《慎柔五书》。

③ 膏肓：本指人体心脏与横膈膜之间的部分。旧说以为是药效无法达到的地方，又引申为病症已达难治的阶段。此指重病。

④ 府俞（shū）：脏腑、腧穴。

⑤ 齿：指年龄。

⑥ 敷：古同"敷"。

慎柔师小传

　　师毗陵①人，胡姓，本儒家子，生而敏慧，稚年寄育僧舍，长寻薙②发，法名住想，字慎柔。性喜读书，凡一切宗乘③，以及儒书经、史、子诸编，无不究览。心血耗疲，得瘵疾，几不起。时查了吾先生寓医荆溪④，师往求治，岁余获痊。了吾先生泾县⑤人，为太平周慎斋先生高座。师颖悟沉静，了吾先生深器之，欲授以己学。师繇⑥是执贽，事先生十余年。

　　先生惧其学识过己，迺⑦令往从慎斋先生，与薛理还偕行。理还亦毗陵人。予于己卯春，曾识荆⑧于嘉水⑨，时年已逾七十。因出了吾生平所验案及禁方⑩赠予，予自此益尽窥了吾之学。慎斋先生名满海内，从游弟子日众，师随侍，每

---

①　毗陵：即今常州。

②　薙："剃"的异体字。

③　宗乘（zōng chéng）：各宗所弘之宗义和教典。

④　荆溪：即今宜兴。

⑤　泾县：今属安徽宣城。

⑥　繇（yóu）：同"由"。

⑦　迺（nǎi）：同"乃"。

⑧　识荆：初次见面或结识。

⑨　嘉水：即嘉陵江。

⑩　禁方：珍秘的药方或其他配方。

得其口授语，辄笔之。先生初无著述，今有语录数种行世，多师所诠次也。

师自是归里，治病辄应，履日盈户外。然性好施，虽日入不下数金，而贫如昔。岁庚午，吴江宰熊鱼山先生夫人，抱奇恙六七年矣。延师至，以六剂奏效，一时荐绅士大夫，咸服其神明。因往来吴、会①间，里居②之日少。岁壬申，予时习岐黄家十余年，雅慕师，每相过从，谈论辄达曙忘倦。师每忾③生平所学，嗣者寥寥④，言之惋然。然窃谓师貌古神闇⑤，当得永年。亡何⑥，丙子仲夏，忽示疾，以手札招予，授生平所著书。凡虚损一，痨瘵一，所劄⑦记师训一，治病历例一，医案一。又数日，竟脱然⑧去，年六十五。距今又十年矣！予将以其书寿之于梓，因为之传。

石震

---

① 会（kuài）：即会稽。
② 里居：返乡居住。
③ 忾（xì）：叹息。
④ 嗣者寥寥：能接续的人很少，或指后继无人。
⑤ 闇（àn）：同"暗"。
⑥ 亡何：无何，犹言无可奈何。
⑦ 劄（zhá）：同"札"。
⑧ 脱然：超脱无累的样子（安详示寂）。

目录

| 师训 | ①

　　师训者，查了吾先生麈头之言②，而慎柔述之者也。刻《慎柔五书》，而先之以师训者，志③所自也。应酬驳剧，随感随发，非著撰也。晨昏风雨，随闻随述，非笺疏④也。故其言多直率而不文，其词章多琐屑而无脊。然正如道家之丹源，禅家之宗旨，得其单词片语，即可该贯万理。今又错综原文，依类连举，稍加序秩，无伦次而有伦次，庶几学者，便于观览焉。是编出，不但慎柔祖述了吾之言在是，而慎斋先生之源流，亦可窥豹一斑矣。

---

① 师训：每卷前之题词均为石震所撰。
② 麈（zhǔ）头之言：指师长的高谈雅论。
③ 志：记。
④ 笺疏：笺注。

卷

一

～ 师 训 第 一 ～

夫地黄丸，为肾家之主剂。盖肾水枯，则肝木不荣；木不荣，则枯木生心火。周学海注：五行字面，乃医家循例之词，读者当随文而各求其义。此所谓肾水，即津液也，肝木，即血汁也，心火，即亢燥之热气也。津不濡血，而血滞且干矣。血不涵气，而气亢愈悍矣。故曰：枯木生心火。故用熟地以滋肾，用泽泻以去肾家之邪，则地黄成滋肾之功。肾所恶者，土也，脾家有湿热，则能克肾水，故用山药补脾，用茯苓以去脾家之湿，则山药成补脾之功。木枯则耗水，以山茱萸敛火以润肝；火炽亦能涸水，以丹皮泻心火而补心。心足则火不妄起，且下降与肾交，而补肾之功愈成矣。此即《难经》东方实，西方虚，泻南方，补北方之义；又《素问》亢害承制之道也。

凡两手俱数，大便燥者，八物汤。洪大有力，地黄汤；无力，大补汤。脾燥，加山药。脉弦，加芍药；右关浮无力，加丁香；沉无力，加干姜。

内伤，寸脉大于尺脉，此阳盛脉也，宜用保元汤加归、芍引下，则大脉去，而阳气亦内收矣。此从阳引至阴分之法。周学海注：用意甚是，而药不合。芪升胃阳，归升肝阳，非能降也。凡引下法有三：有直用清肃，有从下滋填，有从下温补，更有宣其上而大气自降者，各因其病本也。

内伤，右尺弦弱，不宜用寒凉，以命门火虚故也。

右关缓有力，缓则为湿，又寸尺弱者，用补中汤加赤茯、苡仁。盖补中补寸弱，赤茯、苡仁行中焦湿，又能使中焦之气下行，而尺脉自和。

右关缓无力，用参苓白术散加黄芪，以补上而益下。凡在右，以四君子汤加减。欲上，用黄芪；欲下，赤苓、苡仁。在左，以四物汤调理。若左寸洪有力，加木通、黄连、赤苓之类。盖木通泻小肠火，小肠为心之府，黄连泻心，赤苓者，赤入丙丁也。

左关浮，用羌活、防风。左关沉有力，用山栀、柴胡、知、柏之类。左尺有力，加柏以泻其有余。盖左有泻而无补，右有补而无泻，则命门火重矣。周学海注：此谬语也。左右俱有水火，太过俱宜泻，不及俱宜补。即如本文左尺有力，加柏以泻有余，何尝不是泻火？倘右尺太过，岂可复补之？

凡内伤发热、口干，乃下焦虚寒，火不归元，阳气在上故耳。须温下焦，使阳气下降，则口干自愈。周学海注：此即所谓从下温补也。是下焦虚寒，格阳于上。所以然者，下焦之气不续升，气无所接引，不得顺降，久结于上，化为燥火。

凡内伤，火在上，水在下，故发咳嗽而喘，此皆滋阴降火所致也。初用桂制白芍、吴茱萸少许，及甘草、人参、五味、半夏、破故纸、杜仲。一温则火下行，水上升。如或作泻，则阳下行，而胃中所积宿食水谷行动矣。周学海注：因滋阴降火而发咳喘，乃阳为阴抑，水上火下之咎也。用辛温拨其阴而伸其阳，生气勃发，而败气败津举无所容矣，故或汗或泻也。内郁热甚者，略佐清降，恐郁火之发太骤为患也，曾屡见之。

凡虚损，肺脉大，气喘，下部脉弦细弱微，此皆阳上越而不降，内寒外热，上热下寒之症。用人参一钱，桂制白芍一钱，干姜三分，半夏一钱，五味子十五粒，甘草生炙二分。使温中内收，阳气降下。周学海注：虚损气喘：有气痹，有气越。气痹有清湿外侵，有卫阳内陷；气越有内寒格热，有阴虚阳泛。阳陷寸脉短弱，而邪侵反弦紧；阳泛寸脉浮散，而格热反洪实，以纯虚与夹实之故。纯虚可任补敛，夹实有温宣、温降诸法，未可专任补敛。其吉凶全视尺脉有根、无根，相称、不相称以决之。何者？纯虚肺气弱，夹实肺气困，补敛固以振弱，亦以增困，上焦气闭，三焦大气举为其所吸摄，不得运转顺降，所谓宗气反聚也。气化不通，升降不续，喘逼反甚。故治法须有以开为敛、以降为补之妙用。

凡久病服寒凉克伐过多，以致三阳气衰，致痰凝气滞，以调元之剂治之。阳气一动，则少阳先升，少阳欲先出，前有太阳，后有阳明，遏截不能伸。少阳之气至太阳，太阳与之并则寒，与阳明并则热，遂成寒热疟状，非真疟也。其太阳气达，遂有伤风之状，鼻塞、恶风寒之症见矣。阳明气达，则有作泻之症。此时正当调脾补元，分头施治，则旧病尽脱矣。周学海注：此条开人神智不少。

凡服寒凉克伐之过，遂成血凝气滞，用温补之剂，其痰决行，脉气渐和，须预言将来或有凝血少许。此乃通经，气壮而血行也。周学海注：此可悟叶天士久病通络之义。

凡脉细数，肾虚；弦数，肝虚；短数，肺虚。此为病重之脉，有胃气则生，无胃气则死。散数则为心虚。诸数之中，尚有舒徐和缓之意者，是云有胃气也。周学海注：来高去深，旋转不躁，是为舒缓。

凡虚损脉数，十数至，尚不细短，按之有一条者，可服独参汤一二两，然后调理。周学海注：此脉率因下寒格阳不能归窟，宜附子加龟板以招安之。

凡脾脉细弦而涩，则中气虚寒，宜温。直用温药则火起，须益智温之，更用山药以养脾，则益智之温，退居下焦，补命门，火生土，遂成连珠之补，而火不起矣。周学海注：直用温药则火起，血虚不能涵之也。宜介类，如龟板、鳖甲、牡蛎之属同用，非益智所能为功。能任益智者，其阴虚犹未甚。

虚损大便燥者，用杏仁、枳壳、苏梗，则能去宿粪。

尝诊一人，脉右关浮大，乃阳气浮上，症当中寒，果然肚疼作泻，宜用建中汤，收阳入内，而中温矣。

凡持斋人，所食之物渗淡，所食之油皆属火。渗淡泻阳，阳虚则火起。此东垣云，持斋之人多胃虚。周学海注：渗淡泻阳四字极是。故风湿在表、寒湿在里者，均不可率利小便也。阳虚火起，亦有理而欠发明。盖火性宣发，遂其宣发之性，即不见火矣，故《内经》五脏苦欲补泻之义最宜讲究。

凡久病，用补脾、补命门之药，皆燥剂，须用当归身以润肝，恐燥能起肝火故也。周学海注：主意极是，而以当归为能润肝燥，贻误非浅。其辛温正起肝火也，血分虚寒宜之，虚燥者复与燥剂同用，必致头眩、肋胀，不若鳖甲、牡蛎，介类潜阳而又清灵不腻。

一痰症，曾有人病痴，寸脉不起，脚冷，关脉沉洪，此阳气为痰所闭，宜升、宜降、宜开。用紫苏、陈皮、半夏、赤芍、赤苓、枳壳、干葛、石菖蒲、远志、人参之类。其病欲言而讷，但手指冷。周学海注："冷"字疑误，或是"物"字，或是"空"字。此心系、脑络、脊髓之间有瘀痹之脉，阻其神机，不能灵转也。属血，加桃仁、丹参；属痰，加如下方。此乃痰闭阳气之病，治宜归脾汤去枣仁、圆眼、黄芪，加石菖蒲、远志、半夏，一补一开一行。后用全料归脾汤，久自愈。

病人久虚，内有宿积旧痰，用参、术补之，久乃吐出臭痰，或绿色痰，当不治。盖积之久，而脾胃虚极不运，故郁臭耳。周学海注：此症有因蛮补而然者，或可治，或不治，须别视见证决之。

一人常梦遗，诊其脉，关中有动脉如大豆圆，此痰凝中焦，幸梦遗，免鼓症。周学海注：梦遗之道甚多，而总归于心肝二气之下陷。但有下虚而陷者，有脾虚而陷者，有心肝自虚而陷者，有外感遏制肺与膀胱之气而陷者，有痰涎遏制脾胃之气而陷者，各以其脉与兼证别之。关动如豆，胃有死血也。曾见梦泄人，舌心如钱大光滑无苔，即同此诊。且寸尺俱不起，补中加茯苓、半夏、石菖蒲，亦一升一降之道也。

一人久悲郁，先前五、六月倦甚，寻得痴症，只以手空指，人问为何？曰：我欲言而不能也。周学海注：欲言属心，不能属脑，脑络有痹而然。诊其脉，二尺微而不起，二关洪缓，此阳郁而不能升、不能降也。用二陈汤加人参，以开痰助脾，益以升、柴助阳，石菖蒲、远志、赤茯苓以利湿、降痰、降火，四剂即安，后服丸剂而愈。

吐血症，初六脉俱洪数，须用茯苓补心汤。盖白茯苓能守五脏真气，能泄肾中伏火，能泻脾湿以健脾。二三剂后，数脉稍退，尚洪，以地黄丸纳气；洪稍减，至弱，以四君子加减，补脾生肺，肺生水之义。如或见血，加丹皮、熟地。右关有火，加山药；左关有火，加山茱萸；左关、左尺有火，加茯苓、泽泻、熟地。

一人吐血后，右关尺洪大，便燥口干。用白芍、甘草、人参、苏梗、归身各五分，枳壳五分，杏仁四粒，黄柏二分。二剂，下即润，诸症即退。

凡欲止吐血，须炒黑干姜、五味子二物。以干姜性温，且血见黑即止；五味子味酸，能收逆气。

一人头面俱痛，服寒凉药多，其脾胃脉细涩，左尺亦涩，左寸关洪，此下焦寒而火邪逆上之故也。用羌活五分，酒炒防风五分，酒连一分，酒芩三分，白茯苓一钱，人参二钱，甘草五分，半夏一钱，破故纸一钱，枸杞子一钱。二服，脉即粗而不细，而头痛亦除。

治梅核气，用四七汤加人参一钱、干姜三分、细辛二分、桂芍一钱、半夏一钱，此皆下气散痰、温中升阳之剂。非细辛之升阳，上焦无阳，则痰气焉能得动。周学海注：此证因忧郁而成者，因禀赋不足、伤于房室与劳倦而成者，十居八九，与痰何涉？即以为痰，亦是燥痰，未可用辛燥也。此非喉中多一物，乃其处无血温养，木而不仁，遂如有别物附之。由于任脉血虚，不周于上，督脉气虚，不交于前，气血两脱于上也。下焦燥盛者，龟、鹿大剂急施，久服或可挽回，兼溏泄者，万无生理。

凡痨瘵①病，须用金银藤叶煎汤药。如肺虚，加保元、五味子；心脾虚，归脾汤。六脉俱有火而虚，八珍；脾肺虚，补中；肾脉洪大，地黄汤。

凡病久呕，用补脾下气之药，其中须用当归钱许，以润下枯。盖气在上，久而不下，下无津液，故用润之。然脾胃虚而呕者，又忌当归。周学海注：肝热与中焦湿热为患者，并忌之。

五月火月，六月湿月，火旺则生湿，二者相并，肺金受克，则热伤气，而痿倦之疾作矣，故设清暑益气之法。黄芪助肺，人参助元气，甘草泻心火，则元气复而肺气清；湿热盛而胃气不清，故加苍术；湿热在中而饮食不化，故加陈皮、青皮以开胸膈，加神曲以助消饮食；小便赤涩，加泽泻以去下焦之湿；口渴，加葛根以解肌热，又能接胃家津液上润；胃家湿热盛，则肾水受克，加黄柏以救肾水；湿热盛，则阳道遏而身热，加升麻以升阳，又走表以益阳；而门冬清心，五味敛肺，恐湿热伤肺故耳。

---

① 痨瘵：痨瘵的别称。

五苓散为四、五、六月时令之药。周学海注：五苓散非可常服之药，今人畏发散而喜利小便，其祸甚大。盖人之病，从毛窍来者十九，即从呼吸入者，亦借发散之功以鼓动阳气，俾得吐故纳新。若利小便，必病从下而上，及饮酒、饮水得之者可耳！过用即伤膀胱元气，三焦下陷，不可复元矣，曾屡见之。盖湿热盛，则三焦气不清，上咳、中满、下泻等症作矣。猪苓清上焦，茯苓清中焦，泽泻清下焦，恐湿热盛而不化，故用白术以健脾。然阳气不到，则湿不去，譬如日所不照处，地不易干，用官桂之辛升至表，引表之阳气入里，里得阳气，而湿即行矣。此方可升、可降、可吐。欲吐，先煎前散冷服，次饮热汤一碗，即吐；欲利小便，温饮；欲发汗，热饮。

时至初秋，阳气下坠，因夏初之湿热，尚在胸中，而有痞满不宽之症，须用不换金正气散以去湿，湿去则金清，金清则降下之令复。譬如主人久不在家，家中秽污所塞，须扫除秽污以俟主人回之意。

截疟方，用白术五钱，当归三钱，陈皮二钱，雄丁香五枚，乌梅三枚，母丁香四枚，水一大碗，浸露一宿，五更，去渣取汁温服。盖凡久疟则内伤，五脏俱虚，内起火，发热，火所畏者，水也，以水浸药，略温服之，则火见水而火退矣，火退则诸药皆能成功。白术补脾，当归润肝，陈皮消痰，丁香温胃，乌梅敛肺润下，其病痊矣。露一宿以收清阳之气，五更服者，子一阳生，至寅三阳足矣。周学海注：久疟可用，初疟再加散邪之药。

凡右关浮缓，此阳气在上，中已虚寒，主肚疼之疾，秋来主有疟痢。盖内已虚寒，受邪已深，至秋，阳气下降入腹，而正气已旺，宿邪不能容，故发此二疾。邪轻则疟，重则痢，皆正旺而邪退故也。

疟疾，二尺细，此下焦寒也，温下则疟可以去矣。不然，亦成胀。

凡豁大脉，久病按下尚浑浑一条，此阴阳未离，犹可治之。若下无一条，开在两边，此阴阳已离，法不可治。此脉常主作泻，盖豁大阳虚不能固下，而阴与阳不相合，故下不禁而作泻也。周学海注：卧病日久，不宜此脉，若带病作劳，身燥气促而脉散者，未可径汗之。

凡久病人，脉大小、洪细、沉浮、弦滑，或寸浮尺沉，或尺浮寸沉，但有病脉，反属可知①。如久病浮中沉俱和缓，体倦者决死，且看其面色光润，此精神皆发于面，决难疗矣。周学海注：此条论死脉极验，"体倦"二字着眼，此时大率神清音朗而长卧不能反侧也。

凡肝脉细，余脉和缓，周慎斋用补中汤加枸杞即愈，以枸杞补肝故也。

凡寸脉大，阳邪胜，则病者乱而言神；阴脉②胜，则病者乱而言鬼。病重药宜轻宜少，只以固中剂三四味，渐渐取效。周学海注：只言阳邪，阴邪未晰，气在血上多言神，亢吉散凶；血在气上多言鬼，郁吉陷凶。亢、郁可治，散、陷脱也。

大抵吐极难医，泻极难医。

凡久病，左尺浮大，宜补肺气，须保元加白芍、白茯苓之类，盖金能生水之义。

大抵病在上，宜求之下；在下，宜求之上。

凡用药，有用味留气者，须热饮为妙。倘有畏服热药者，

---

① 知：疑是"治"字之误。
② 脉：疑应作"邪"。

以水洒药面上，即气收在内，是留气也。

凡四时之令，皆有寒热温凉，有及时来者，谓之正令。譬如春宜温而反寒，谓之不及；春宜温而先热，谓之太过。宜温而寒，用香苏散解之。如当春得正令，夏初反复嵺峭[①]，其春初之令未除也，犹宜香苏散解之。倘春遇极温，即为太过，则口渴舌燥之症见矣。第发热而不恶寒者，谓之温病。此温令之过，治有温病条说具。四时各有时令之病，各有时令之药，咸以此类推之。

若夏时四、五、六月正当夏令，而寒凛凛犹春初之意，香苏犹不免耳。若当时小便赤、口渴等症见，此时令症也，宜五苓、清暑益气、十味香薷之类治之。若当时不热，至秋七、八月天气暑热，人患前症，仍以前汤治之。是治其不及之症，而调其不及之候也。

譬如春天正令，三月温和，偶或风寒大作，即有感冒伤风寒之症。若五、六月正令大热，偶或大雨，遍地蒸热之气，为寒雨逼入人家，即为受暑之症，宜清暑益气汤解之。

凡诊老人及病人，六脉俱和缓而浮，二三年间当有大病或死，何也？脉浮则无根，洒阳气发外而内尽阴火也。周学海注：阳衰于外，阴竭于内，即洪缓而按之无一条者也，最忌喘促、泻利与彻夜不眠、饮食日减、四肢无力等证。急用保元或建中服之，则阳气收于内，即反见虚脉，或弦或涩，此真脉也，宜照脉用保元助脾之剂，脉气待和，病亦寻愈，寿有不可知者。周学海注：此条说得好，尝见老人冬月体倦少食，畏寒，右寸短，左关陷，两尺缓长或左尺微陷，立春加病，春分死，未有能延至立夏者，金败水枯，木无所

———————————

① 嵺（liáo）峭：犹料峭，形容微寒。

生也，两尺缓长，所谓缓临水宫也。

大凡内伤症，下俱虚寒。

凡病，肺脉浮大，即喘，用温脾敛肺之药，敛不下则成胀，既敛下，肺脉犹大则成疟。若遍身发疮，浮大无妨矣。右关浮大则肚疼，建中敛之，敛不下则成痢，皆内伤之症。

| 历例 |

语云：百闻不如一见。固有著书盈栋而见之施行，则胶瑟罔效。宋义谭①兵，非不娓娓，而一用辄踬②，曾不如一小卒之久于行间者，迹所睹闻，恒为七书韬略所未经道，此无他，其所阅历然耳。慎柔之学，既深入慎斋、了吾两先生之室，则于虚劳两症，宜为专家，所谓得诀回来，千书万轴，数言可了，更为躬行体验，要语无多，发前人之未发，开后人之津梁，慎柔固有功于今古哉！故为列虚劳历例，次于师训云。

---

① 谭：同"谈"。
② 踬：跌倒。比喻失败或受挫折。

卷

二

医劳历例第二

尝治虚损，脉缓五六至，但咳嗽、发热，无恶寒、喉痛、喉梗等症，以为可治。服保元、四君之类十余剂，咳嗽略可，热亦微退。至二十剂外，咳嗽反甚，热又如故，而身反不能展侧，两足渐无力，至不能行而足躄，此何也？缘下焦肾气衰惫，而百骸间无津液涵溉，且阳气不能四达，脾肺之气不能下输，周学海注：数语实括尽虚损机关，但保元、四君、八味、补中，断难治此大症，偶有治愈者，必其血分犹未甚虚甚痹也。故足无力而躄，虽药有效，病虽暂减，终不治也。

尝治虚损，六脉俱数，有神和缓，虽数至十余至，不妨可治。初用四君加黄芪、五味子，十数剂后，数脉渐减，仍带和缓意，可治之。若退出，细如丝，尚数，决不可治。又有退出如丝而不数，此犹有胃气，无肚疼作泻周学海注：肚疼为血死，作泻为气脱。而饮食如常，亦可保元、参、术调理，二三年愈。然所云服药后数脉渐减，和缓有神为可治者，亦须三月见功，年半方全愈。又须看年力之衰壮，及精神、脾胃之强弱也。若服药后，脉虽和缓，而腿足渐无力，如前所述，且痰嗽不止，脉虽缓，治之无益焉。然或如前症，足虽无力，而热已退，嗽减，饮食如平人，此脾气尚强，犹可迁延岁月。又有如前症，六脉俱和缓，服前剂，热退而脉渐弦，反作泻下血，此平时经络留血，为火热煎熬而成者也，周学海注：此凉药遏血，伏阳灼而败之，即仲景平脉篇热气所过，血为痈脓义。下半月或十日五日自愈。下血时，能饮食，不死；不能饮食，精神倦怠，死可立待。其用药，健脾保元气为主。腹痛、脉弦，理中汤；恶心、饮食少，六君子汤。无此二症，用四君、保元治之。盖下血者，邪气从下窍而出也，又有变作伤风状者，邪气从上窍而出也，宜温肺助脾之药，亦得半月而愈。又有六脉俱和缓，数八九至，服前剂，先右三脉退去二三至，左脉尚数不退，是右表先退，左里未退也。至数脉尽退，病将痊愈，左脉犹比右脉多一至，足见表退而里未和耳。《难知》云：伤寒以左为表，右为里；杂病以右为表，左为里。信然。

周学海注：看元气之存亡在左，看邪气之轻重在右，百不爽一。

慎斋师尝云：凡病求汗不出者，不治。虚损，六脉俱数，服滋阴降火之品，不及四五十剂者，犹可治之。如服至数十剂及百剂者，真元耗尽，虽脉大洪缓，中已无神，因用补剂即退去，洪缓变为细数，即渐痿困不起而毙矣。戴人：年少不妄服药，易治。正此谓也。又或服寒凉未多，用保元、四君加生姜一二钱，一二十剂，求汗不出，而洪缓之脉不退，亦属难救。或虽无汗，而洪缓渐减，病亦渐去，且能饮食，则无妨矣。如此脉，大抵秋冬易治，春夏难疗也。

凡虚损，三、四月，脉虽数，尚和缓，六七至，若逢春夏火令，津液枯槁，肾水正行死绝之乡，肺绝脾燥，无有不死者。若秋冬，火令已退，金水正旺，脉虽数，可治也。然使病者，骨立、喉哑、喉痛、寒热、脉细数、肚疼作泻，亦不治。如前症求治，初用补剂，病当反重，何也？病已延至三、四月，服药已多，其不效者，必过用寒凉，病者五脏愈虚，邪火愈炽，初用补剂，或数帖，或一二十帖，邪火一退，反觉头眩、恶心、骨疼、脚酸、神气昏懒、不思饮食。周学海注：亦有宣肺疏肝、健脾滋肾反见火大者，初为凉剂遏其真阳下伏，接用振阳安阴法即愈，以根气尚稳也。倘脉不细数，而带和缓，急用保元、四君大剂连服之，便安寝半日或一日，睡觉即精神顿爽。再一剂，再寝，饮食渐增，则可治矣。倘脉细如丝，肚饱昏愦，即属难治。

凡虚损病久，脉虽和缓，未可决其必疗。盖久病之人，元气虚弱，脉气和缓者，假气也。周学海注：真气涣散，不能鼓动而急缓也。过七、八月，间服补剂，病得渐减，此生机也。或延至十一月，一阳初动，阳气渐升，内气空虚，无以助升发之机，则变憎寒壮热。周学海注：久病忽见寒热如新感者，乃生死关头也。得微汗而体轻气旺，为阳气振；或微汗，或不汗热退而体重气弱，为阳气脱；或肢困不能反侧，或胸痹饮食日减，是皆奇经已败之绝证。服补药十余帖，寒热渐退，犹可延捱，调理至二、三月不变，得生矣，否则不治。缘春木旺，脾肺久病气衰，不能敌时令矣。

尝医新病，或痢，或杂病，初时有邪，脉浮数。用按脉病药数剂，数脉即退，病亦向安。再数剂，即倦，脉反觉浮数，此时不可谓尚有邪也。盖邪退而神气初转，故浮，只宜保元汤养元气。浮数之脉，得微汗而退，此乃阳气升，元神足，而邪自退之法也。倘不识此，仍以祛邪之药治之。精神日损，肌肉日消，久之变为虚劳矣。

凡病遇时节则变换不定，或又加者，盖遇时节，则天地之气或升或降，而人身之气亦应之，病者精气尚充，犹能与时令相应。若元气久虚之人，无以助升降之气，上升则头眩、呕哕，下降则足热、身寒，反为气候所牵，而身不能为主矣。周学海注：病随节气而动者，气败也；随月之盈亏而动者，血败也。故重病朔望有加即不治。本文是专指升降太过，更有当升不得升，当降不得降，身气与天地参差者，其实亦只是一般机括。

脾胃病，十分虚，死于初春，亦有望春而死者；八分虚，死于孟春；五六分虚，死仲春。及医之不得其当者，虽原无死道，而业已医坏，至季春不能挨矣，清明前后二三日，尤为不爽。

肺肾病，起于春。十分虚，死于初夏，亦有望夏而死者；八分虚，死于仲夏；六分虚，死于季夏。

凡久病，服药后六脉俱和，偶一日诊之，或细加数，或虚弱，或变怪异常，即当细问起居之故。或有一晚不睡而变者，或因劳碌恼怒，或感冒风寒，各随其感而治之。治之而脉终不和，此为难治。一晚不睡或劳伤者，则用补中助元。伤饮食，则用盐汤探吐，后以二陈加减消食之品佐之。若房劳者，脉虽变而病不变者，犹可以平日调补治之。倘病与脉俱变，调之不和，决难救矣。秋冬尚可冀幸，春夏万不可为。若伤暑者，宜少撤帷闭，以治暑法治之。若冒风寒，以温肺加风药散之，一二剂即和，乃可；若不转，亦不治。大抵易于秋冬，而难于春夏，亦观人脾胃元气而消息之，不可轻忽，妄许人以易治。

尝治一产后妇人，素有劳症，一年前，以八物汤愈，然连连绵绵，未为全去。次年得产，正癸亥，属戊癸化火之年，天气炎甚，时医虽用人参，仍以山楂能解参毒间之，致寒热作泻。余诊之，脉数九至，尚不短，用保元加干姜、熟附一分，四剂，数脉退减。再清晨诊之，按下浮缓，但去着骨，指下细弦如丝，数脉如故。周学海注：此又以浮缓中有一条为败脉矣，可知前卷一条之说，只是脉中之脊，非别一条也，神理全不同。予曰：不可为矣。彼恳求不已，用桂制白芍五分，炙草五分，参、芪各五分，作建中汤之意。服至八剂，数脉退，几六至。又四剂，几五至。彼以为愈矣，遂止药。此四、五、六月后，脉转弦细而殁。此案有裨前论，故附之。

周学海注：凡诊虚损，无不留心生死关头者。然生死在脉，死之迟速在证，其中颇有难决者。以脉言之，一则两寸短弱，两尺软长，起伏如一，极似无病，而两旁边际萧条，与肌肉不相入也；二则右寸短弱，左关沉陷，右尺细长，左尺软长，极似有根也；三则午前脉和，似无病，午后硬大，似病重，而其证无甚增减也。以证言之，一则体重不能反侧，或两肋支满，或起动汗出而神清音朗也；二则胸痹似结，痰不能出，饮食日减，而亦有不减也；三则忽发寒热，如新感，旋即热退，更加体倦气弱，语声拖曳也。至于脉之细数苁散革牢，先数忽缓，先硬忽软，先细忽大，证之喑哑哕噫，更无不知其逆者，欲以此决其死之何日何时，终难灼见。曾诊两人，一壮年，冬月寒伤于足，以麻黄发其上，气逆足胕[1]，稍动即喘，不能饮食，正月诸症稍减。诊之，脉久不来，来如雀啄，仅在皮毛，五七啄后，即盘旋于皮毛之上而不能去，去又如弦之绝，从中分断，不能返入，两手并诊，又彼此相避，来去不齐，此元气已断，危在旦夕。因饮食步履未改，决在立夏，竟延夏至，何也？一老年，平日气弱音低，忽增胸痹体倦，行步乏力，饮食日减，夜不成眠，脉来雀啄，参伍不调，模糊无力，但不盘旋，不中断，不两手相避，其歇在已去之后，而不能来耳，亦无寒热。时方冬月，用温补大剂，保肾安肝，兼行痰血，并于饮食加意调摄。脉旋转正，犹虑肾涸木枯，及春生发之令，难免摧折。乃至次年冬月，脉又结代，复以法调之，至今四年安健，此又何也？元气退而药食进之，其势必有相及者，特其机微而难喻耳。究竟死期迟速，总不外脏气、天时、五行互克，即不十全，不失八九。《内经》曰：别于阳者，知病处也；别于阴者，知死生之期。阳脉知病，阴脉知死，阴阳之脉，岂可不别乎？

---

① 胕（fú）：水肿。

虚损

　　"虚劳"两字，世皆侊侗①言之，不知证有不同，治有相反。予幼年初闻慎柔之教，辄云损病自上而下，劳病自下而上。损病传至脾，至肾者不治；劳病传至脾，至肺者不治。以劳法治损，多转泄泻；以损法治劳，必致喘促。于此之泾渭不明，而懵焉以怯病该之，其能免于南辕北辙之相左乎？丹溪立相火之旨，惟以四物滋阴，阴阳久为晦塞。《内经》益火壮水，分别之理，岂好为多事哉？嘉隆②间，薛立斋先生出，而医学于丹溪，方得一变；慎斋先生嗣出，而医学乃得再变。至我慎柔，乃为集先贤之法，及授受之源流，以虚损劳瘵，截然分为两门，而金篦③家始煌④然再添一炬矣。夫近代原气论一书，以先后天分阴阳，即以先后天立治法。余窃谓先天固有损者，非后天损之，无以致病，后天既损之矣，而先天又何能无损？治先天者，治后天耳。岂能舍后天而治先天，愈玄愈奥，总缘作者非真实生平得手，说玄说奥何益也。简而备，明而确，其在此编乎！

---

①　侊（lǒng）侗：同"笼统"。
②　嘉隆：嘉靖、隆庆。
③　金篦：即"金鎞"。古代治眼病的工具。此指医生。
④　煌：光明，光亮。

卷

三

～ 虚 损 第 三 ～

脉 法

《脉经》曰：脉来软者为虚，缓者为虚，微者为虚，弱者为虚，弦者为虚，细而微者血气俱虚，小者血气俱少。

仲景《要略》曰：脉芤者血虚，沉而迟者脱气。又曰：血虚脉大，如葱管。又曰：脉大而芤者脱血。

慎斋先生云：浮大脉，见于右尺，为假火，假火按内伤施治。

凡损病脉数，为胃气不足。若转缓弱，即胃家生发之兆矣。左脉微细不起，右尺带数或浮大，调治非二三年不愈也。

紧数之脉，表里俱虚，紧为寒伤卫，数为血不足。脉紧则肺气不足，不能卫皮毛而畏风寒，脉数则阴虚火动。脉紧犹有胃气，脉数则无胃气。周学海注：以脉紧为有胃气，真见到之言，然亦须审有无伏阳在内，若紧而孤即凶。

内伤作泻，而肺脉豁大者，难治。

病久而脉弦者，转疟方愈；脉缓者，转痢方愈。盖久病得气血活动，故转病也。脉数不得汗，即生肿毒方愈。

两尺无脉，是浊阴在上，痰凝气闭，肺不下降，金不能生水，而成痰厥。周学海注：此吾所谓吸摄也，肺气上闭，如王启玄云：虚管溉满，捻上倒悬，而其下滴水不能漏。《经》曰：上部有脉，下部无脉，其人当吐。吐则浊痰涌出，上部疏通，肺气下降于肾，少阴上升于巅，而有生发之机矣。

仲景云：阳脉涩，阴脉弦，当腹中急痛。尺为阴，寸为阳，阴脉弦，水挟木势而侮土也。阳脉涩者，涩为气有余，是气分有伏火也。火郁在上，水盛在下，故腹急痛。

寸口脉微，尺脉紧，其人虚损多汗，此阳弱也。卫气弱，名曰愫[①]；荣气弱，名曰卑。愫卑相搏，名曰损。

寸口脉微而涩，微者卫气衰，涩者荣气不足。卫气衰则面色黄，荣气衰则面色青。荣为根，卫为叶，枝叶枯槁，而寒慄咳逆，唾腥、吐涎沫也。

跌阳脉浮而芤，浮者卫气衰，芤者荣气伤，其身体瘦，肌肉甲错，浮芤相搏，宗气衰微，四属断绝。

寸口脉微而缓，微者卫气疏，疏则其肤空；缓者胃实，实则谷消而水化也。谷入于卫，脉道乃行，水入于经，其血乃成。荣盛则其肤必疏，三焦绝经，名曰血崩。

跌阳脉微而紧，紧为寒，微为虚，微紧相搏，则为短气。周学海注：以上数条所称微脉，皆谓起伏短小，非形细，亦非力弱也，故主卫气。

少阴脉弱而涩，弱者微烦，涩者厥逆。

跌阳脉不出，脾不上下，身冷肤硬。

少阴脉不至，肾气微，少精血，奔气促迫，上入胸膈，宗气反聚，血结心下，阳气退下，热归阴股，与阴相动，令身不仁，此为尸厥，当刺期门、巨阙。

脉见短数，则无胃气，细数、紧数，俱非吉兆。

洪大，按之下者，虚损之脉。周学海注："下"下似当有

---

① 愫（dié）：恐惧，害怕。形容惊恐的样子。

"空"字。

凡虚损之脉，命门火旺，肾水不足，心火克金，木燥土干，五火交炽，若用知、柏之品滋阴降火，是犹干锅红烈之中，倾一杯之水，反激火怒，立地①碎裂矣。若脉带缓，是胃气未绝，犹可调理，用四君加山药，引入脾经，单补脾阴，再随所兼之症治之。土能生金，金能生水，水生火自降矣。

虚损，肺脉豁大者，须防作泻。

江篁南云：得之好内②者，其脉尤而驶③，真阴损，热内生也。缓而弱者，重伤于苦寒剂也。

汪石山云：凡见数脉，难治；病久脉数，尤非所宜。脉或浮涩而驶，或沉弱而缓者，脉之不常，虚之故也。虚损，转潮热、泄泻，脉短数者，不治。

损脉致病次序

扁鹊曰：损脉之为病若何？一损损于皮毛，皮聚而毛落；二损损于血脉，血虚不能荣于脏腑；三损损于肌肉，肌肉消瘦，饮食不能为肌肤；四损损于筋，筋缓不能自收持；五损损于骨，骨痿不能起于床。反此者，至脉为病也。从上下者，骨痿不能起于床者死；从下上者，皮聚而毛落者死。

---

① 立地：立刻，即时。
② 好内：贪恋妻妾姬侍。指房事过度。
③ 驶：马快跑。泛指迅速。

损脉损症

扁鹊曰：一呼二至，一呼一至，名曰损。人虽能行，独未着床，血气皆不足矣。再呼一至，再吸一至，名曰无魂，无魂者当死。人虽能行，名曰行尸。

治损法

扁鹊曰：治损之法若何？损其肺者益其气，损其心者调其荣卫，损其脾者调其饮食、适其寒温，损其肝者缓其中，损其肾者益其精气。

五脏逆传致病诀

汪石山云：余治一人，年二十余，病咳嗽、呕血、盗汗，或肠鸣作泄，午后发热。诊其脉，细数无伦次。语之曰：《难经》云：七传者，逆经传也。初因肾水涸竭，是肾病矣。肾邪传之于心，故发热而夜重；心邪传之于肺，故咳嗽而汗泄；肺邪传之于肝，故胁痛而气壅；肝邪传之于脾，故肠鸣而作泄；脾邪复传之于肾，而肾不能再受邪矣。今病兼此数者，死不出旬日之外。果期而殁。所云邪者，因自病之极，不能自安而侵凌于上也。周学海注：随笔承制生化论：自虚为人所乘，其势顺，自病而反能乘人，其势逆，即此义。

虚损死证

《经》曰：肉脱热甚者死，嗽而加汗者死，嗽而下泄、上喘者死，嗽而左不得眠者肝胀，嗽而右不得眠者肺胀，俱为死证。周学海注：当云胀在肋上近腋属肺，肋下近腰属肝。上下俱胀，气血俱痹。

《灵枢》云：皮寒热，不可附席，毛发焦，鼻槁，腊①不得汗，取三阳之络，以补手太阳。肌寒热者，肌肉毛发焦，而唇槁，腊不得汗，取三阳于下，以去其血者，补足太阴，以出其汗。骨寒热者，病无所安，汗注不休，齿未槁，取其少阴于阴股之络；齿已槁，死不治，厥亦然。

刘河间曰：虚损之疾，寒热因虚而感也。感寒则损阳，阳虚则阴盛，损自上而下，治之宜以辛甘淡，过于胃则不可治也。感热则损阴，阴虚则阳盛，故损自下而上，治之宜以苦酸咸，过于脾则不可治也。自上而下者，繇肺而心而胃；自下而上者，繇肾而肝而脾。论曰：心肺损而色敝②，肾肝损而形痿。谷不能化而脾损，渐渍③之深，皆为虚劳。

寒热论

汪石山论寒热互发者，盖气少不能运行，而滞于血分，

---

① 腊（xī）：皮肤皱皱。
② 敝：败坏，衰败。
③ 渍：浸。

故发热；血少不能流利，而滞于气分，故发寒。仲景云阳入于阴则热，阴入于阳则寒是也。寒则战慄鼓颔者，阴邪入于阳分也；热则咳痰不已者，阳邪入于阴分也。此则阴阳两虚，故相交并而然也。

慎斋云：伤寒寒热往来，系邪在半表半里；内伤寒热，系气血两虚。气虚则发热，血虚则发寒。

凡肌表发热，皆邪阳胜，正阳虚也。用黄芪、附子，所以助阳。盖阳气既虚，黄芪性缓，不能到表，须得附子雄壮之气，引芪直走于表，助之成功也。

五脏致伤

《灵枢》云：神伤于思虑，则肉脱；意伤于忧愁，则肢废；魂伤于悲哀，则筋挛；魄伤于喜乐，则皮槁；志伤于盛怒，则腰脊难以俛仰也。

虚损致病之由

褚先生《精血篇》云：男子精未通，而御女以通其精，则五体有不满之处，异日有难状之疾。阴已痿，而思色以降其精，则精不出而内败，小便道涩而为淋；精已耗而复竭之，则大小便道牵痛，愈疼则愈欲小便，愈便则愈疼。又云：女人天癸既至，逾十年无男子合，则不调；未逾十年，思男子合，亦不调。不调则旧血不出，新血误行，或溃而入骨，或变而之肿，或虽合而难子。合男子多，则沥枯虚人；乳产众，则血枯杀人。观其精血，思过半矣。

立斋先生云：夫月水之为物，迺手太阳、手少阴二经主之。此二经相为表里，上为乳汁，下为月水，为经络之余气。苟外无六淫所侵，内无七情所伤，脾胃之气壮，则冲任之气盛，故月水适时而至。然有面色萎黄，四肢消瘦，发热口干，月水过期且少，迺阴血不足，非有余瘀闭之证，宜以滋血气之剂徐培之，使经气盛，水自依时而下。

又云：凡放出宫人，及少年孀妇，年逾三十，两胯作痛，而肤不肿，色不变，或大小便作痛如淋，登厕尤痛，此瘀血渍入隧道为患，乃男女失合之证也。周学海注：若渍入肠胃，即为血臌。经云腹裹大，脉血在肠胃之外，小便涩而奇痛，不可作水利之。

丹溪云：肾主闭藏，肝主疏泄。二脏俱有相火，而其系上属于心。心为君火，为物所感则易动。心动则相火翕然而随，虽不交合，其精暗耗矣。

亢则害承乃制论

慎斋先生云：在上益下谓之济，以下犯上谓之亢。水火济制，则无病而多寿。譬若火生亢拒，则金气受伤，而金之子为水，水能克火，子报母仇，而火反受其制矣。盖造化之常，生则必克，克则必生，不能以无亢，亦不能以无制焉耳。故又曰：制则生化。所以有病久自愈者，亦亢而自制，剥生复①也。苟亢而不能自制，则汤液、针石、导引之法以为之助。譬如水固能制火，而肾水本涸之人，岂能以涓滴救其燎

---

① 剥生复：剥、复为《易》二卦名。坤下艮上为剥，表示阴盛阳衰。震下坤上为复，表示阴极而阳复。后因谓盛衰、消长为"剥复"。

原哉？明乎此理，而补泻运用之妙，自超越于寻常之外矣。

又云：人之一身，生死系乎脾胃。凡伤寒、杂病一七后，只当于脾胃求之，始免杀人之咎。东垣云：补肾不若补脾，此之谓也。然调理脾胃之法，须明五行化气制克之理，譬如木乃水生，独水不能生木，水为木之母，克水者土，则土为木之父，水土相兼，则少阳木生，此河洛生成之义也。若脾土衰耗之人，金失所养，水枯火炽，木且成灰矣。

圖之成生洛河

凡补泻法，泻其有余，因不足者泻之；补其不足，因有余者补之。譬如木盛，因于肺亏，当泻南方以制肝，使火无相克，则肺自清。金衰，因于火盛，火盛则水亏，当补脾以养金，则水自长。盖土常不足，最无有余。气血贵于中和，偏胜者乃邪伤也。泻其有余，是泻邪也；补其不足，是补正也。气有余者，非气也，火也。初因气不足，渐化为火，烧烁真阴，为害滋大。人之一身，以血为主，血以气为先，周学海注：二语似平淡而超卓千古。前人重气不重血，西人知血不知气。人之百骸五脏，由血长养，而气所以运化夫血，以遂其长养也。悟此乃能养生，乃能制病。当补血中之气，四物加肉桂；补气中之血，保元汤加减。治病不可忘血，亦不可忘气。忘血则四肢不能用，忘气则体无管摄。平和之药，气血疏畅，宜多不宜少；寒热之药，不过却病，宜少不宜多，多则大伤脾胃。虚中有实，正虚生实邪；实中有虚，实邪由虚致。实以泻为补，虚以补为泻。言不能尽，学者研究之可也。东垣《脾胃论》盛衰用药禁论，岂可不熟读乎？

虚损误药之辨

凡得劳心、嗜欲、七情、饮食、纵酒、饥饱过度，此内伤也。初不自觉，久则成患，以致身热、头痛、恶寒，或因微热，脱换衣服，腠理不密，易感风寒，症类伤寒，实非伤寒。医不明此，骤用麻黄、紫苏、荆芥大发其汗，热未退，仍以寒凉泻火之剂，下陷清气，浊气转升，故食下腹满，又大下之，故中愈不足，以致汗多亡阳，下多亡阴，阴阳耗散，死不旋踵，实医杀之耳！

伤寒发表，汗透而愈。内伤寒热，间作不齐，发热而微汗至颈或脐而还，周学海注：脐字误。仲景：剂颈而还。剂，际也。谓汗仅在头，齐颈而下无汗也。口不知味，似疟非疟，或兼泄泻，医与诸伤寒药，不愈。如是者，名曰内伤。杂病多端，汗而又热，热而又汗，亦头痛发热，或自语烦躁，不思饮食，遍身骨痛者，用补中益气加羌活；或泄泻而热不退，此阳虚也，补中加附子；头痛甚，加蔓荆子、川芎；或无汗而热不退，亦补中；或咳嗽，痰中带红，亦补中。此病里虚不足，反用汗下清利，死可待矣。内伤病中，有泄泻、呕吐、腹胀疼痛、咳嗽、清涕，四君加和中散，无有不效。

元气藏于肾中，静则为水，动则化而为火。肾者肝之母也，元气足则肝子足以承乎心。心为主，神明出焉，元气不足，心神失养，相火抗拒，脾土受亏，金衰木旺，诸脏皆病矣。惟胃气不绝，用药力以培之，庶可冀幸万一。生脉散用参、芪，或保元之类是也。但见潮热，宜补中。火炽，宜发，用升阳散火汤。虚而不泻，宜血分中补气，保元加滋阴。若泻发困热，宜气分中补血，保元、四君加芍药。泻则加松花。如自汗，乃阳气虚，加附子。内似火烁，胸中嘈痛，白术一钱，黄连一分，陈皮二分，神曲为丸细小，临卧时嚼碎，津咽下三十丸，三日愈，则止。久泻伤肾，用保元兼四神丸。或腹胀，和中散并补中。脉见平和，而病不愈，乃药力未至，不可改换。倘不愈，又脉见细数、紧数，皆邪脉变异，更兼呕吐，不祥之兆也。又口失滋味，不思饮食，不可误作胃绝，是内有虚火，当滋生元气，不可以燥剂动火。盖总以脾胃为主，脾胃四季皆扰，常自不足，伤寒言阳明有余，因火邪郁于胃中，故泻胃中之火耳。

虚损由于内伤证，与外感相似。外感头疼、发热、恶寒，其脉浮紧有力，宜汗解而愈，从表入里，脉洪大，大便燥，宜和解通利之。内伤亦头痛、发热、恶寒，其脉紧数无力，宜补中加羌、防。元气一足，邪气自散，羌活领太阳经而出，前证俱退矣。不效，再一剂，自然见汗，乃愈。庸医不知此理，仍用发表，汗至颈而还，一旦发似疟，作疟治之，又似痢，作痢治之，更加发热，庸医无措手处矣。伤寒脉洪大有力，内伤豁大，似洪而无力，亦大便结燥，仍用清凉汗下解散之法，大伤脾胃，则肺已亏矣。咳嗽吐痰，或吐红痰，又作阴虚火动治之。脾土一损，杂病多端，潮热似痢似疟，且脾虚不能统血，而吐血之症成矣。若因火盛，脾阴不足，血枯之症，亦不可用滋阴剂，当用救阴之法，阴从阳生，阳从阴长之义，人参、白术、莲子、五味、甘草、白茯苓之类是也。恶心，加干姜；不思饮食，加砂仁；胸中气滞，加陈皮；泄泻，去陈皮；汗多，加白术、黄芪；恶寒，加肉桂；吐红，去桂。若泄泻而诸药不愈，胃虚而难受药者，陈腊肉骨灰、陈米锅焦，共三分，炒松花一分，米糊丸，人参看轻重虚实用之，煎汤送下六七十丸。此法活人多矣。

虚损秘诀

虚损之起，或久遇劳碌，损伤阳气，遂发热，渐至咳嗽，或伤风失治，或治之不当，亦成此症，或伤寒汗下失宜，久之遂成寒热之症，或饥饿伤脾，饱食伤胃，治之不妥，亦成此症。是皆阳气虚弱，倒入于内，便化而为火，而发热也。须用保元或四君加黄芪，再加干葛以开肌，紫苏以开皮毛，病未多日者，服十五六剂，则自然汗来。譬如夏天郁蒸一二日或三四日，遂大雨方凉，阴阳和而后雨泽降也。又如秋冬阳气降入地中，则井水温暖；至春夏阳升，则天地和暖，万物生化，井中水冷彻骨矣。何内热之有？损病初发，十数日间，未经寒凉药，可用火郁汤、升阳散火汤及补中益气汤。若久之，则火郁汤不宜用矣，保元、四君继之，此为第二关。盖元气已虚，只助阳气，不宜散火。误以当归、地黄补血，并黄柏、知母苦寒，有形重味，反伤无形阳气，阳气愈弱，愈不升发，阳绝则阴亦随之而绝。损病之死，职此故也。

损病六脉俱数，声哑，口中生疮，昼夜发热无间，经云数则脾气虚，此真阴虚也，此第三关矣。则前保元、四君等剂，皆投之不应，须用四君加黄芪、山药、莲肉、白芍、五味子、麦冬。煎去头煎不用，止服第二煎、第三煎，此为养脾阴秘法也。服十余日，发热渐退，口疮渐好，方用丸剂，如参苓白术散。亦去头煎，晒干为末，陈米锅焦打糊为丸，如菉豆大，每日服二钱，或上午一钱，百沸汤下。盖煮去头煎，则燥气尽，遂成甘淡之味。淡养胃气，微甘养脾阴。师师相授之语，毋轻忽焉。

损病汤药加减法

有汗，用黄芪蜜炙；无汗，煨用；胃虚，米泔水炒用；表畏寒，酒炒；嘈杂，乳汁制；表虚，芪多。泻火，生甘草；热盛，芪、草多；无汗，加干葛、防风、升麻、柴胡；久病热不退，去表药，只用保元；血虚，加当归；脾虚，加白术；渴，加麦冬、五味，虚烦亦加；不睡，加酸枣仁；头痛，宜补中益气加川芎、蔓荆；小水不利，加牛膝、茯苓；心神不安，加茯苓、远志、酸枣仁；退火，多用参、芪；虚而动火，少加炒黄柏；小便不通，或赤或白，用黄柏、知母酒浸炒各一两，肉桂一钱，为末，开水为丸，空心服百丸，小便下异物为验。腰痛，姜汁炒杜仲；恶寒，加官桂；恶心，加干姜；

自汗虚寒，加附子。内伤发热不退，莫如补中益气加附子，芪、草倍之，甘温除大热故也。腹胀，恐成中满，补中加附子、姜、桂、吴萸、青皮、麦芽、神曲、枳壳之类，随手用之。湿痰，加羌活、防风、茯苓，风能胜湿故也。去病之药，不可多服，恐泄真气，人无气不生。气常有余，血常不足，前药皆补血中之气，血无气不行，须用保元。独阴不生，独阳不长，保元者，保血之元气耳。

人禀天地之气，犹恐阳陷于阴分，常使胃气有春夏之令，故宜大升大举，使清阳发腠理，浊阴走五脏是也。盖人以血为主，胃迺生血之源，若元气不足，陷于阴分，则通身化为虚火，变异无常，人死莫知其故，何也？人天庭属阳，下体属阴，天庭一倒，其死即速者，上阳不生而阴气绝也。故天之阳气上升，即地之阴气不绝，人之阳气升举，即血之阳布于四肢，何病之有？倘阳一不升，则气凝涩，诸病生焉。圣人固不过升降浮沉之法耳。

虚损诸病，久之皆属脾虚，脾虚则肺先受之。肺病，不能管摄一身；脾病，则四肢不能为用。谨养脾气，惟以保元气为主。或前从疟、痢、吐泻变症，总从脾胃治，则保元兼温脾，勿用血药。盖纵有杂症，火起不必去火，有痰不治痰，宜参苓白术散加减。腹痛，加干姜；腰痛，益智、吴茱萸少许，小腹疼痛亦宜；胃不思食，加砂仁、木香；嗳气，神曲；腹胀，和中散加六君子。久病以温补为主，病急则缓治，攻则散离。书曰：大毒治病，十去一二；中毒治病，十去其五；无毒治病，十去八九。

慎斋先生内伤治法，凡邪火逆行，上乘脾位，用吴茱萸炒黄连者，以黄连泻火，归于其位，所以木沉则火降。凡内伤，清气下陷，阴火在上者，若用寒药，则阳愈陷，火愈炽，火寻窍出，虚者受之，或目痛，或耳聋，或齿痛，从其虚而攻之也。周学海注：此所以寒过于上，阳陷于下，而反不免有上焦热证也。肺闭则中下之气为所摄，胃闭则上下之气为所格，真阳失道，久都尽化为阴火，甚有令人心孔鼻窍日夜如烟熏难受者。

损病主治汤方门

保元汤

人参一钱　黄芪炙，一钱五分　甘草炙，一钱；生，三分

加煨姜三片，黑枣二枚，去核，水二茶钟，煎八分，空心服。

四君子汤

人参一钱　白术一钱五分　白茯苓一钱　甘草炙，八分

异功散

即四君加陈皮。

六君子汤

即四君加陈皮一钱、半夏汤泡五次，晒干，切片，一钱。

补中益气汤

人参五分，补气之血　黄芪炙，一钱，补气中之气　甘草炙，七分
当归三分　陈皮五分　白术七分　升麻二分　小柴胡三分

七味白术散

治中气亏损，津液短少，口舌干渴，或口舌生疮，不喜饮冷，或吐泻后口干，最宜服。

人参　白术　木香　甘草　藿香　白茯苓各五分　干葛
一钱

四物汤

当归　川芎　白芍　熟地

八珍汤　一名八物汤。

即四君、四物合。

十全大补汤

即八珍加黄芪一钱、肉桂一钱。

和中散　治中寒腹痛，或寒泻青水，或饮食伤，嗳麸气，或久痢寒虚。

干姜三两，炒黑，脾家药　肉桂一两五钱，肾家药　吴茱萸五钱，盐水炒过，肝家药

上为末，俱用苦烈好大酒，顿半热一杯，调下五分。

生脉散孙真人制

麦冬五分，去心　北五味三分　人参一钱

升阳败火散

甘草生，二钱；炙，三钱　防风二钱五分　柴胡八钱　升麻　葛根　白芍　羌活　独活　人参各五钱

每服五钱，水三盏，煎至一盏，去渣热服，忌寒冷物及冷水月余。东垣云：阴覆其阳，火不能伸，宜汗之。经云体若燔炭，汗出而散是也。脉弦而数，此阴气也，风药升阳，以发火郁，则脉数峻退矣。凡治此证，脉数者，当用黄柏，少加川黄连、柴胡、苍术、黄芪、甘草，更加升麻，得汗出则脉必下，洒火郁则达之也。

柴胡升阳汤　治男妇四肢发热，筋痹热，骨髓中阳郁，因热如火燎，扪之烙手，四肢热者，属脾土，热伏地中，此病多因血虚而得也；亦有胃虚，过食冷物冰水，郁遏阳气于脾土之中，经曰：火郁则发之。

升麻　葛根　独活各三两　防风二钱五分　生甘草二钱　柴胡二钱　炙甘草二钱　人参五钱　白芍五钱

上咬咀，每服半两，水两大盏，煎至一盏，去渣温服，忌食寒冷。

东垣火郁汤　治五心烦热，心火下陷，郁于脾土。

升麻　葛根　防风　柴胡根　炙草　白芍各五钱

上咬咀，每服三钱或四钱，水二大盏，入连须葱白三寸，煎至一盏，去渣温服。

已上三方，宜于初发热之时，未服药之前，元气未伤，服之若神；若已经服过寒冷，已伤元气，火气亦馁者，服此反祸，于人无益也。盖虚损初时，可以发之，故劳证内以上三方不与焉。

| 痨瘵门 |

慎柔师所谓自下而上者，劳症多系水枯火燥，故特举其大凡，而内有命门真阳衰者，未尝不仍用壮火之法。惟真阳衰，故虚火旺，其源未尝不合，自在按脉识病者，临时之善别，而读书明理者，平日之善会耳。至险怪之症，于痨瘵迺备，既为一门之专牍，不可不竟其详，虽世人不恒犯，而适有犯者，岂可无法以待之？此先圣贤已创于前，而慎柔之婆心，固不厌繁委①，次第以备全览。夫著书之难，古今通患，千虑一失，孰能无之，在学者，谅其创始之苦心，而踵事增华②，自所望于高明君子耳。予与顾子，特仍其旧闻，稍加删润，未敢以意为补窜也。

---

① 繁委：繁复琐碎。
② 踵事增华：指继承前人事业，使其更美好完善。

卷

四

～ 痨瘵第四 ～

脉 法

痨瘵脉，酉、戌时洪盛，寅、卯时细弱者，阳气虚陷也，忌服苦寒，损其阳气，当以助阳之剂，复其寅、卯之位，微加泻阴火而已。若服寒凉，证虽大减，脉反加数者，阳郁也。周学海注：朝暮异脉，而朝细暮洪者，振阳分之阳，滋阴分之阴；朝洪暮细者，敛阳分之阴，温阴分之阳。

右脉大，用保元汤；左脉大，用六味汤。不减，若燥者，以瓜蒌、生甘草散润之。

久病咳嗽、气喘，若脉洪数，不可即用补药。如服之，虚火一退，多令人痿倦不起。周学海注：以上下文意测之，"补药"二字，当作"泻火"。此证本不宜泻火，肺体已痿，一泻不返，治法不外宣阳纳阴。阳郁由于湿痹，阴浮由于血虚及燥热，宜以龟板、牡蛎清滋。又有下寒上冲而然者，是实邪也，以法逐之化之。须先用独参汤以接其气，数日后，数脉渐退，方与调理为是。

总 论

夫痨者，劳也，非一端可尽，或苦心竭其心脾之神志，或酒色竭其肝肾之阴精，或久痢、久疟、伤寒、伤暑诸证，治之不当，损其气血，伤其脾胃，五脏干枯而火起，以致发热，则金受克，大肠先结燥，而水之源先涸矣。宜见脉见症，用药果当，无不愈者。若初热未甚，继以治法之非，久之即成蒸病。蒸病者，如甑①之蒸，热之极也。然使初病，元气尚强，脉气尚旺，照古方用五蒸汤加减二十三蒸之法，亦无不验。治蒸法服之，病稍退，又当察症清心，参用痨病治方，不可造次。蒸或病十日、半月热极，致骨中血凝，便化为虫，张仲景立祛血之法，不使凝血化虫，䗪虫丸、百劳丸是也。倘治之不得其序，不能祛血，血化为虫，是时病人脉气尚充，精神尚旺，犹可救也。如声哑、喉痛、寒热大作、脉细而数、不思饮食、精神视听俱不能支，皆属不治。又有火郁、痰凝、气滞、咳嗽、发热、气喘，葛先生保和汤、保真汤次序用之。火散痰开热退，总归八珍汤调理。又有吐红、咳嗽，脉虽数、有神，不致于蒸极作虫者。脉洪、脉数，虚虚实实，通变在乎心灵矣。

骨蒸由气虚不能化血，血干则火自沸腾，内如针刺，骨热烦疼，或五心俱热，或两肋如火，或子、午相应，或昼微恶寒，而夜反大热，虽肾经所主，传变不常，蒸上则喘咳、痰血、舌黑、耳鸣、目眩等症，蒸下则见梦遗、淋浊、泄泻、腰疼、脚疼等症，蒸中则见腹胀、胁痛、四肢倦怠等症。

不问阴病阳病，日久皆能传变，男子自肾传心、肺、肝、脾，女子自心传肺、肝、脾、肾，五脏复传六腑，死矣。有始终只传一经者，有专着心肾而不传者，大要以脉为证验。

凡气血劳倦不运，则凝滞疏漏，邪气得以相乘，又饮食劳倦所伤，则上焦不行，下脘不通，热极蒸胸中，而内热生

---

① 甑（zèng）：古代蒸饭的一种瓦器。

矣。凡颈上有核，肠中有块，或当脐冰冷，或无力言动，皆痰涎结聚，气血凝滞之所致，故以开关启胃为先。盖关脉闭，则气血干竭，胃气弱，则药无由行。但阳虚不可偏用辛、香、丁、附之类，阴虚不可用苦寒，古方有开关定胃散，今亦难用，窃其意推之。

虫为气血凝滞瘀血化成，但平补气血为主，加以乌梅、青蒿、朱砂之类，而虫自亡矣。紫河车丹、紫河车丸、青蒿膏、蛤蚧散选用，惟度其虚实为主。

凡体虚者，宜先用补法，补其元气，然后用王道之药，佐之以杀虫之剂，如化虫丸、使君子丸之类。或追虫后，而继以温补亦可，不然则虫去而元气亦散。

传尸之说，不必深泥，历观痨瘵，半因酒色之类，损伤心血，以致虚火妄动，医者不分阴阳用药，病者不思疾由自取，往往归咎前因，甚者疑及房室、器皿、坟墓及冤业、飞尸，递相传疰。古人云：痨瘵三十六种，惟阴德可以断之。不幸患此疾者，或入山林，或居静室，清心戒欲，专意保养，庶乎病可除根。不然，即服药不效。

痨虫须分五脏，常居肺间，正所谓膏之上，肓之下，针之不得，药之不行，只宜早灸膏肓、四花为佳。若蚀肺系，则咯血、吐痰、声嘶、思食无厌。病患至此，未易疗治。当参究古法九虫及一十八种虫名之异，并紫庭取虫诸法。

昼热，行阳二十五度，大抵柴胡饮子；夜热，行阴二十五度，四顺饮子；平旦发热，热在行阳之分，肺气主之，故用白虎汤，以泻气中之火；日晡潮热，热在行阴之分，肾气主之，故用地骨皮散，以泻血中之火。

肝症发热，肉下骨上，寅、卯尤甚，泻青丸、人中白散；

心症发热，在血脉，日中则甚，单泻心汤、导赤散、朱砂安神丸；脾症发热，在肌肉，遇夜尤甚，泻黄散、三白汤；肺症发热，在皮毛，日西则甚，泻白散，甚者凉膈散；肾症发热，在骨，亥、子尤甚，两手足心如火，滋肾丸。

尸注一症，予尝治之，先癸、亥夜二更，六神①皆聚之时，灸腰眼穴七壮，然后用药，倘不能待，先用药亦可。注病亦似劳症，但两足无力，行则痿疲是也，其治法：六脉洪数，八物汤；脾肺不足，补中益气汤；睡不稳，归脾汤；不思食，六君子汤，随症推类。但煎剂中，须加忍冬叶三钱同煎，《本草》以其叶能治尸注也。

凡治劳症，或男或妇，若淫火不退者，虽治不治。

骨蒸劳

夫骨蒸劳者，由于积热附于骨而名也。亦曰传尸、殗殜②、复连、无辜，其名不一。此病皆由肺胃亏损所致，其形羸瘦、泄痢、肢体无力。传于肾，则盗汗不止，腰膝痛，梦鬼交侵，小便赤黄；传于心，则心神怯悸，喜怒不时，颊唇赤色，乍热乍寒；传于肺，则胸满短气，咳嗽吐痰，皮肤甲错；传于肝，则两目昏暗，胁下妨痛，闭户忿怒。五脏既病，则难治疗。立斋云：前症多因经行胎产，或饮食七情而伤脾胃之所致，又或病后失于调摄而成也。

---

① 六神：道教指心、肺、肝、肾、脾、胆所藏之神。
② 殗殜（yè tì）：殗，殗殜貌，谓病情不十分严重。殜，困扰，纠缠不清。

东垣云：发热之症，肺热者，轻手乃得，微按全无，日西尤甚，其证咳嗽、寒热，轻者用泻白散，重者凉膈散、白虎汤、地骨皮散。心热者，微按之，皮肤之下，肌肉之上，在血脉也，日中大甚，其症心烦心痛，掌中热而哕，用黄连泻心汤、导赤散、朱砂安神丸。脾热者，轻手扪之不热，重手按至筋骨又不热，不轻不重，在轻重之间，在肌肉也，遇夜尤甚，其症怠惰嗜卧，四肢不收，无气以动，用泻黄散。肝热者，按之肌肉之下，至骨之上，寅、卯时为甚，其症四肢满闷，便难转筋，多怒，多惊，筋痿不能起于床，用泻青柴胡汤饮。肾热者，按至骨分，其热蒸手，其症骨酥如虫蚀，困热不能起于床，用滋阴丸，此治实热之法也。周学海注：蒸无实热，即郁极化实，亦宜宣清滋化并用，诸方未可专恃。

薛立斋云：肺经虚热者，用人参补肺汤；脾虚不能生肺者，用六君子汤；脾热移于肺者，用三黄丸；心经虚热者，用补心汤；命门火衰不能生土者，用八味丸；肝虚不能生心者，用补肝散；肾克心者，用附子理中汤；脾经虚热者，用人参黄芪散；土克水者，用承气汤；肾虚不能培肝者，俱用六味丸。

血风劳

周学海注：风言燥也，血虚气无所维，阴虚阳无所附，化为燥火，走注于经脉之间，上下无常，忽寒忽热，刺痛昏厥，而成风象。

血风劳症，因气血素虚，或产后劳伤，外邪所乘，或内有宿冷，以致腹中疼痛，四肢酸倦，发热自汗，及妇人月水不调，面黄肌瘦，当调肝脾气血为主。

东垣云：喜怒不节，起居不时，有所劳伤，皆损其气，气衰则火旺，火旺则乘其脾土，脾主四肢，故困热懒言，动作喘乏，表热自汗，心烦不安，当病之时，宜安静存养，以甘寒泻其热气，以酸味收其散气，以甘温补其中气。《经》言：劳者温之，损者温之。《要略》云：平人脉大为劳，以黄芪建中汤治之。

冷 劳

周学海注：此血虚而痰水渍于筋骨之间也，痰盛则冷。亦有寒湿所伤者，血虚甚即见拘挛转筋。

冷劳者，气血不足，脏腑虚寒，以致脐下疼痛，手足时寒，妇人月水失常，饮食不消，或时呕吐，恶寒发热，骨节酸疼，肌肤羸瘦，面色萎黄也。

立斋曰：前证有内外真寒，有内外真热，亦有内真寒而外假热，内真热而外假寒。若饮食难化，大便不实，肠鸣腰痛，饮食畏寒，手足逆冷，面黄呕吐，恶见风寒，此内外真寒之症也，宜用附子理中汤以回阳，八味地黄丸以壮火。若饮食如常，大便坚实，胸腹痞胀，饮食喜冷，手足烦热，面赤呕吐，不畏风寒，此内外真热之症也，宜用黄连解毒汤以滋阴，六味丸以壮水。若饮食如常，大便坚实，胸腹痞胀，而饮食喜寒，手足逆冷，面黄呕吐，畏见风寒，此内真热而外假寒也，亦用解毒汤、六味丸，而宜于热服。若饮食少思，大便不实，吞酸嗳气，而手足烦热，面赤呕吐，不畏风寒，此内真寒而外虚热也，亦用附子理中及八味丸，而不妨温饮。《经》曰：益火之原，以消阴翳；壮水之主，以制阳光。使不知真水火之不足，泛以寒热药投之，则旧病不去，新病复生矣。火之原者，阳气之根，即心是也；水之主者，阴气之根，即肾是也。非谓火为心，原为肝，水为肾，主为肺也。或者亦以命门为火原，未为非是，故用八味丸以益命门耳！

热 劳

周学海注：此津液不足而血滞于经脉之间也，血盛则热，亦有风暑内灼者，其证兼见昏厥。

热劳由心肺壅热，伤于气血，以致心神烦躁，颊赤头疼，眼涩唇干，口舌生疮，神思困倦，四肢壮热，饮食无味，肢体酸痛，怔忡盗汗，肌肤作疼，或寒热往来，当审其所因，其症自减。

立斋云：前症乃壮火食气，煎熬真阴所致也。王太仆云：如大寒而甚，热之不热，是无火也，当治其心；大热而甚，寒之不寒，是无水也，当助其肾。心盛则生热，肾盛则生寒。然心虚则热收于内，肾虚则虚寒动于中。窃谓前症，若肝脾血虚，四物、参、术；肝脾郁热，小柴胡合四物；脾胃气虚，补中益气汤；肝经血虚，加味逍遥散；肝经风热，小柴胡汤；心经血虚，加味四物汤。午前热，属气分，清心莲子饮；午后热，属血分，四物、参、术、丹皮。热从左边起，肝火也，实则四物、龙胆、山栀，虚则四物、参、术、黄芪；热从脐下起，阴火也，四物、参、术、酒拌炒黑黄柏、知母、五味、麦冬、肉桂，如不应，急用加减八味丸。不时面热，或无定处，或从脚心起，此无根虚火也，用加减八味丸及十全大补加麦冬、五味子主之。已上多出自立斋《妇人良方》帙中，但男女五脏相同，间有少异，其为劳则一也。

痨瘵各痊论

夫骨蒸殗殜，半卧半起之谓复连，内传五脏之谓尸注、劳注、虫注、热注、冷注、食注、鬼注。痊者，注也。自上注下，与前人相似，故曰注。<small>周学海注：注、痊皆蛀也，如虫之蛀，即谷飞为虫之义也。注易之说本于巢氏。</small>言其变有二十二种，或三十六种，或九十八种，令人沉沉默默，寒热盗汗，梦与鬼交，遗泄白浊，或腹中有块，或脑后两边有结核，咳嗽脓血，下痢羸瘦，死而传注，甚至灭门。更有飞尸、遁尸、寒尸、丧尸、尸痊，谓之五尸。人为其痊者，不自知所苦，虽有狸骨、獭肝、天灵盖等方，未尝效也。惟崔氏灸法，早用有济。

若寒热自汗，面白目干，口苦，神昏，善恐，不能独卧，传在肝也。若寒热面黑，鼻燥，善忘，大便秘泻，口舌生疮，传在心也。若寒热面青，唇黄，舌本硬强，言语不出，饮食无味，羸瘦吐涎，传在脾也。若寒热面赤，鼻白，干燥毛折，咯嗽喘急，吐涎脓血，传在肺也。若寒热面黄，耳焦，脚胻酸痛，小便白浊遗沥，腹痛，传在肾也。已上陈临川先生未有治法。

立斋云：前证诚然有之，故葛仙翁用獭肝一具，阴干，杵末，水下，方寸匕，日三服，未愈，再服。宋宣和间，一法师善考讯鬼怪，时一妇以疾投状，既而如有鬼祟所附曰：非我为患，乃病人命自衰耳。渠今已成虫食肺，令故吐血、声嘶。又屡讯彼所畏何物，云以獭爪为末，酒服之，则去矣。患家如其言，则愈。獭爪即獭肝之类与？元珠云：虫瘵多有互相传染，甚至绝户，此乃冤业相缠及风水所致，虽有符文法水下虫之方，虫去而人亦亡。但能平素保养，或可希免。

救生微旨云：益气补肺，益精补肾，皆资其化源也。盖人之精血常不足，加之数夺其精，资化失常，则胃气不固，精气滑脱，不能上接阳气，故头重，或气弱食少，元气下陷，脉微外散欲绝而虚洪，或见损脉，总属元气不足，非有外感贼邪之证也。

立斋尝治一妇，素勤苦，因丧子_{肺病}，饮食少思_{脾病}，忽吐血甚多_{心病}而自止，此后每劳则吐数口。瘵症已具，形体甚倦。午前以补中益气汤滋其脾肺，午后以归脾汤养其心脾，送地黄丸滋肾而愈。

又一女子患前症，反其唇，视有白点，此虫蚀肺也。余曰：急寻獭肝治之。不相信，果咯脓而殁。后闻其兄弟三人皆夭于此症。大凡久嗽，当视其两唇，若上唇有点，虫蚀上部，下唇有点，虫蚀下部。

尸　厥

夫飞尸者，游走皮肤，穿行脏腑，每发刺痛，变作无常。遁尸者，附骨入肉，攻通血脉，见尸丧、闻哀哭便发。风尸者，淫濯四肢，痛而昏沉，遇风雪便发。沉尸者，缠骨结脏，内肿心胁，发则绞痛，遇寒冷便发。注尸者，举身沉重，精神错杂，时觉昏愦，每至节气便发。已上并宜苏合香丸治之。

按丹溪云：凡人手足逆冷，肤粟，头面青黑，精神恍惚，或错言妄语，或牙关紧急，或昏瞆倒仆，吊死问丧，入庙登墓，多有此病，先以苏合香丸灌之，次服调气平胃散。《玉机

《微义》云：卒厥、飞尸、客忤、鬼击口噤，用麻黄汤。寒厥，表热里寒，则下利清谷，食下则吐，脉沉，手足冷，用四逆汤。热厥，腹满身重难转，面垢，谵语，遗尿，手足冷，自汗，脉沉滑，用白虎汤。若人身忽然不动，目闭口噤，恶声闻响，眩冒，顷时方寤，此由出汗过多，气并于血，阳独上而不下，气壅塞而不行耳。气过血还，阴阳复通，移时方寤，名曰郁冒，亦名血厥，宜白薇汤、仓公散。

人病尸厥，呼之不应者死。脉当大，反小者死。

锦衣杨永兴举家避眚①，有仆沉醉失避者，既而神思昏昧，遍身青伤，煎金银藤汤灌之，即愈。

一妇人忽昏愦发谵语，两脚踝膝、臀处皆青肿，痛不可忍，口称苦楚，次日方苏，痛尚不止，用金银藤两许，水煎服愈。

一妇人入古冢，患前症，以紫金锭灌之，即愈。

劳病主治汤方门

人参养荣汤　治男子血虚，有汗潮热。周学海注：以下诸方皆甘温加辛散，有略佐苦降酸敛者。有汗潮热，无汗潮热，皆以气血不能相维，腠理膜络痿缓驰纵，开合升降失其常度也。治法以补血强筋为主，行气行血佐之。强筋即补气固气兼到，而又无壅满之虞，桂、附、参、芪恒多流弊。

人参　白术　茯苓　甘草　川归　黄芪　肉桂　陈皮
远志　熟地　五味子

---

①　避眚（shěng）：旧时的一种风俗。于死者回煞之期，死者家属举家外出以避。

姜水煎。

补中益气汤　治气虚，有汗，潮热。

见虚损门。

茯苓补心汤　治血虚，无汗，潮热。

人参　茯苓　陈皮　桔梗　枳壳　前胡　川芎　地黄
川归　白芍　甘草　半夏　紫苏　干葛

姜、枣水煎。

人参清肌散　治气虚，无汗，潮热。

人参　白术　茯苓　赤芍　当归　柴胡　葛根　甘草
半夏曲

姜、枣水煎。

八物汤　治女子血虚，有汗，潮热。

见虚损门。

人参柴胡散　治气虚，无汗，潮热。

白术　葛根　半夏　柴胡　白茯苓　人参　赤芍　当归
甘草

姜、枣水煎。

逍遥散　治气血两虚，无汗，潮热。

白术　茯苓　甘草　白芍　归身　柴胡

姜、枣水煎。

人参五味子散　治咳嗽，咯血。周学海注：咳嗽由于阳明冲任
上虚，血不温养；咯血由于络血为邪气吸摄，不能匀布。《内经》所谓真邪
相攻，乱而相引也。

人参　五味子　桑白皮　白术　黄芪　白茯苓　地骨皮
熟地　柴胡　归身　前胡　陈皮　甘草　枳壳　桔梗

渴加乌梅半个；热加青蒿、知母。

葛氏保和汤　治吐血后咳嗽。周学海注：此系任脉上虚，肺失温养，方中多用清肺，未合。

知母　贝母　天冬　麦冬　款冬花　天花粉　苡仁　杏仁　五味子　甘草　兜铃　紫菀　百合　桔梗　阿胶　当归　生地　紫苏　薄荷

姜煎，入饴糖一匙，日三服。血盛，加蒲黄、茜根、藕节、大蓟、小蓟、茅花。痰，加南星、半夏、橘红、茯苓、枳壳、枳实、瓜蒌仁。喘盛，加桑白皮、陈皮、大腹皮、莱菔子、葶苈子、苏子。热盛，加山栀、黄连、黄柏、连翘。风盛，加防风、荆芥穗、金沸草、甘菊、细辛、香附。寒盛，加人参、芍药、桂枝、五味子、白蜡。

五蒸汤　治骨蒸。

人参　黄芩　知母　地黄　葛根　煅石膏　粳米　麦冬　甘草　浮小麦一撮，水煎。

二十四种蒸病用药法。已下方法，俱从五蒸汤见症加减。

所谓劳蒸者，毛折发焦，肌肤甲错，其蒸在皮。又症舌白唾血。加石膏、桑白皮。

外热内寒，身振肉，其蒸在肉。又症食无味而呕，烦躁不安。加芍药。

发焦，鼻衄，或复尿血，其蒸在血。加生地、当归、童子小便。

身热烦躁，痛如针刺，其蒸在脉。又症唾白，浪语①，脉络乱，缓急不调。加生地、当归、童便。周学海注：痛如针刺，血滞而散，不能融活故也。

---

①　浪语：妄说，乱说。

爪甲焦枯，眼黑胁痛，其蒸在髓。又症髓沸骨中热。加天门冬、当归、生地。

头眩，热闷，涩浊，眵泪，其蒸在脑。加生地、防风。

男子失精，女子白淫，其蒸在玉房。加知母、黄柏、当归、芍药。

乍寒乍热，中脘烦闷，其蒸在三焦。加竹叶、石膏。

小便赤黄，凝浊如胶，其蒸在膀胱。又症右耳焦。加泽泻、滑石。

大便秘泄，腹中雷鸣，其蒸在小腹。又症下唇焦。加赤茯苓、木通、生地。

大腹阴痛，口舌干疼，其蒸在大肠。又症右鼻孔干痛。加大黄、芒硝。

口鼻干燥，腹胀自汗，睡卧不安，其蒸在胃。又症舌下痛。加石膏、粳米、大黄、芒硝、干葛。

口苦耳聋，两胁下痛，其蒸在胆。又症眼色白。加柴胡、瓜蒌。

里急后重，肛门闭涩，其蒸在广肠。加缺①

小腹疗痛，筋脉纵缓，阴器自强，其蒸在宗筋。加缺

眩晕下泪，躁怒不常，其蒸在肝。又症眼黑。加川芎、当归、前胡。

舌黑气短，烦闷洒淅，其蒸在心。又症舌干。加黄连、生地、当归。

唇干口疮，胸腹胀满，畏寒不食，其蒸在脾。加芍药、木瓜、苦参。

---

① 缺：底本如此，加味的药缺如，后同。

咳嗽喘满，咯痰吐血，声嘶音哑，其蒸在肺。又症鼻干。加天冬、桔梗、紫菀、乌梅肉。

耳轮焦枯，脚气酸痛，其蒸在肾。加生姜、石膏、知母、寒水石、藁本。

情想不宁，精物时下，其蒸在右肾。加_缺

心膈噎塞，攻击疼痛，俯仰烦冤，其蒸在膈。加_缺

上气喘促，鼻干，身热不安，其蒸在气。加人参、黄芩、栀子。

以上共二十三种加减，系立斋先生引《医林集》。

胞蒸，小便赤。用泽泻、茯苓、生地、沉香、滑石。

膀胱蒸，右耳焦。用泽泻、滑石。

骨蒸，齿黑腹痛，足胫瘦。用鳖甲、地骨皮、丹皮、当归、生地。

臀蒸，腿细，肢肿，腑脏俱热。用石膏、滑石。

肤蒸，肌肉热。用牡丹皮。实热，加黄芩、黄连、黄柏、大黄。虚热，加乌梅、柴胡、蛤蚧、青蒿、鳖甲、丹皮。

以上出《体仁汇编》。

薛立斋云：凡此诸症，虚劳热病，皆由食肉与油腻、房劳、饮酒而成者，久蒸不除，变为疳症，即死。亦有疟久不愈，以致咳嗽失治，渐成骨蒸劳瘵，当推标本而治之。

按薛立斋云：蒸病二十四种，止简①得二十三种。《体仁汇编》言蒸病亦二十三种，且蒸病各异，各蒸下注，或有或无。可见病之险难，人罕传师，所以阙漏无凭，前后不一，俟博观者补之。

---

① 简：检查。

海藏云：以上诸蒸，或脏病，或腑病，或腑脏俱病，脉络气血，交经相属，用药皆当合而用之。君臣佐使，上下奇偶，表里虚实，逆从通塞，汗下补吐，咸在其中。

凡蒸病不已，骨节间阴有干血，用行血丸。

周学海注：凡血实，能令肌肉实肿，血虚，亦能令腠理膜络虚肿。肿则升降开合失常，不能循环接济，而遗溺滑精诸证先见，久则枯萎挛缩幻证迭出，故治虚劳以补血强筋为主，而补必兼通络，强筋必兼消肿。肿者，筋急而气以结胀也，消肿即是缓中，缓中者内膜筋舒，气活而无胀急也，静参大黄䗪虫丸，当有悟入。

大黄䗪虫丸　治一切劳伤，内有干血，肌肤甲错，两目黯黑，缓中补虚。

大黄十分，蒸　黄芩二两　甘草三两　桃仁一升　杏仁一升　芍药四两　干地黄十两　干漆一两，烧令烟尽　虻虫一升　水蛭百枚　蛴螬一升　䗪虫半升

炼蜜丸小豆大。酒饮服五丸，日三服。

仲景百劳丸　治一切劳瘵积滞，未经药坏症者。

当归炒　乳香　没药各一钱　人参　虻虫十四个，去翅足　水蛭十四个，炒　桃仁十四粒，去皮尖　大黄四钱

蜜丸如桐子大，都作一服，可百丸，五更用百劳水下，取恶物为度，服白粥十日。百劳水者，杓扬百遍，即甘澜水也。

立斋先生止述獭爪治虫，不及言古治虫之方，今具于此，有心者究焉。

肝痨热，生长虫，在肝，令人畏恐不安，眼中赤壅，治以五凤丸。

乌鸡卵去黄，五枚　吴萸东行根，三升　黄蜡三两　干漆四两

粳米粉半升

同入锅内，火炼至可丸，即丸如小豆大。隔宿不食，清晨米饮下百二十丸，虫即烂尽。

心痨热，有虫长尺余，名蛊虫，贯心即死，治以雷公丸。

雷丸五枚　陈皮　桃仁各一两一钱半　贯众　芜荑　青葙子　干漆各一两　乱发一团　僵蚕十四枚

为末，蜜丸小豆大。每二十丸，空心温酒下。

脾痨热，内有白虫在脾，令人好呕，而胸中咳吐不出，治以吴萸根汤。

吴茱萸东行根，一钱　火麻子八钱　陈皮一两五钱

水煎服，或下虫，或下黄汁。

肺痨热，瘦损，有虫在肺，令人咳逆气喘，所谓忧恚气膈寒热，皆膏肓之症，针灸不到，治以五膈下气丸。

麦冬五两　蜀椒一两　远志　防风　细辛　生姜　甘草各五钱　百部　人参　白术　黄芪各七钱五分　桂心二钱五分　杏仁二十四粒

上为末，蜜丸弹子大。每服一丸，含化，忌生冷肥腻。

肾痨热，蛲虫生肾中，令人四肢肿急，治以千金散。

贯众三两　干漆二两　芜荑　胡粉　槐白皮各一两　吴萸五十粒　杏仁四十五粒

上为末，平旦井水调服方寸匕，渐加，病瘥即止。

传尸痨虫一十八种。

传尸自上注下，病与前人相似，故又曰注。化精血归于元阳之内，周学海注：句似有误。变幻种类，最多古怪。

第一代，虫如婴儿，或如鬼，或如蛤蟆，遇丙丁日食起，醉归心俞。

第二代，虫如乱发，或如守宫，或如蜈蚣，或如虾，遇庚辛日食起，醉归肺俞。

第三代，虫如蚊如蚁，或如蜣螂，或如刺猬，遇庚辛日食起，醉归厥阴。

第四代，虫如乱丝，或如猪肝，或如蚯蚓、如蛇，遇戊巳日食起，醉归脾俞。

第五代，虫如鳖、鱼，或有头无足，或有足无头，或如鼠，或如精血，遇甲乙日食起，醉归肝俞。

第六代，虫如马尾，有两条，一雌一雄，或如鳖，有头足尾，或如烂面，或长或短，遇癸亥日食起，醉归肾俞。

古又有九虫：一曰伏虫，长四寸许，为诸虫之长；二曰蛔虫，长尺许，贯心即杀人；三曰白虫，长一寸，母子相生，其形转大而长，亦能杀人；四曰肉虫，状如烂杏，令人心烦满闷；五曰肺虫，其状如蚕，令人咳嗽；六曰胃虫，状如蛤蟆，令人呕吐呃逆，喜呕，嘈杂，爱食泥炭、生米、茶、盐、姜、椒等物；七曰膈虫，如瓜瓣，令人多唾；八曰赤虫，状如生肉，令人肠鸣；九曰蛲虫，状如菜虫，形至细微，居广肠，多则为痔，剧则为癞，痈疽疥癣，多虫之害。

大抵诸虫，皆因饮食不节，或饥饱失宜，或过飧腥脍炙煿，或鳖、苋同食，以致中脘气血不运而成积，积久成热，湿热熏蒸，与瘀血凝结，随五行之气变化，而为诸般奇怪之形，若腐草为萤是也。

凡虫症，眼眶上下青黑，面色痿黄，脸上有几条血丝，如蟹爪分明，饮食不进，肌肉不生，沉重寒热。若不早治，相生不已，贯心杀人。

又有山涧蛇虺①、水蛭遗精，误饮其水，或草木果实虫聚，误食以致心腹刺痛，或引腰胁，时作时止，诸药不效，乃虫症也。雄砂丸主之。

鹤虱　芜荑　干漆　僵蚕各三钱　贯众　石榴皮各五钱　朱砂　雄黄　雷丸　甘遂各一钱五分

上为末，米粉煮糊为丸，麻子大。每十丸，五更时粥饮下。善杀诸虫，或加麝香尤妙。

又方，单用雄黄末，酒调下亦可。

追虫方

凡取劳虫，依五脏方选用，必俟其大醉日，方可取之。取后随补各脏，如取脾虫后，则补脾；取肾虫后，则补肾。若病甚者，不分脏腑，只用追病丹以断其根。又有轻者，用鳗鱼煮食，或紫河车。单阳虚者，金液丹最妙。

取虫法，先令病家以皮纸糊一密室，不留罅②隙，择一老成人过递，以安息水洒其过递之人身，以雄黄、雌黄涂耳、目、口、鼻上。备铁钳一把，布巾一幅，用香油二斤，入锅微煎令沸，仍用高桶一只，置石灰在内，生布巾盖桶口。俟月初虫头向上，却服取虫药，五更初一服，五更三点时一服。服后腹中疼痛，如刀斧擘，总不妨也。至巳时，必须下虫，或取臭秽如胶漆，或吐泻脓血块，皆于灰桶中，其虫或从汗出，如紫蚕苗状，或从耳、鼻、口中出，或小便出，怪形不

---

① 蛇虺（huǐ）：泛指蛇类。
② 罅（xià）隙：缝隙，裂缝。

一，或青黑，或黄红。大者即用铁钳取入油中煎，当日将油纸裹虫入瓦罐内，石灰填实，埋于深山远僻处，以杜传染。其患人衣被席床，尽皆弃之。医者付药远避。其取下虫色白者，食脏腑脂膏，可三十日服药补之。色黄赤者，食血肉，可六十日服药补之。色紫黑者，食精髓，病传至肾，可谓极矣。冀其万一，或为子孙除患则可。又虫白头者亦难治，此危氏说也。丹溪云：不必深泥。

紫河车丸

河车一具，焙干　龙胆草　甘草各二钱　鳖甲五钱　桔梗　胡黄连　大黄　苦参　黄柏　知母　贝母　败鼓皮　人中白各二钱半　犀角　莪术　芒硝各钱半　辰砂一两

为末，蜜丸梧子大，辰砂末为衣。每服念丸至三十丸。腹热食前温酒下，膈热食后温酒下。传尸痨瘵俱可愈，其余劳怯，一月平复。

天灵散

天灵盖二指大　槟榔五个　麝香　阿魏　甘遂　安息香各三钱　朱砂一钱

上为末，每服三钱。用薤白、葱白各十四茎，青蒿二把，甘草、桃枝、柳枝各五寸，桑白皮、石榴根皮各一片，以童便四大碗，于磁器内文武火煎至一碗，去渣，分作三盏，调前药末，五更初服。男患女煎，女患男煎。服药后知觉欲吐，即用白梅含之，五更尽，须下虫及恶物黄水黑粪。如未下，良久又进一服，天明更进一服。如泻不止，用龙骨、黄连等分为末，白水调下，及白梅粥补之。

白薇汤

白薇　当归各一两　人参　甘草

每服五钱，水煎。

仓公散 治卒中鬼击，心腹如刺，下血不省，及卧魇啮脚指不觉，并诸毒等症。

皂荚　藜芦　雄黄研　矾煅研，各等分

每用少许，吹入鼻中，未嚏再吹，以得嚏为度。

内鼻散 治尸厥脉动乱而若死。

用石菖蒲末纳鼻中，仍以桂末安于舌上，苏合香丸亦可。

硫黄散 治尸厥不省，四肢逆冷，腹中如雷鸣，或痰气不降。

焰硝半两　硫黄一两

各为细末，每服三分，酒调灌之，良久再服即苏。

周学海注：慎柔以劳损劈分两病，用意甚是，命名殊非。前人虚劳损极，只以病之深浅立名，损上损下举赅，其中何者，阳自上熄，外感之伤必先内亏，阴自下漓，内亏之久必兼外感。其治法固有初中不同，究无专攻，亦无蛮补，阴阳之际，微有偏重，兼顾之辨而已。至于痨瘵，别是一病，内夹奇邪，前人别以杀虫毒药加补药治之，似本草所谓鬼注、蛊毒，西医所谓长虫、细虫、扁虫及遗传诸证。虽其本必由正虚，究与虚损之病，由于六淫七情迥异，本是两病，不待剖析。慎柔以损上损下为劳损之辨，是一病分二；又以瘵病为损下之劳，是二病混一。独其论治虚损，以出汗、见血为转关，实为扼要中肯，与张石顽虚损各案吻合，直接仲景真传，迥非专主阴柔温润可比。世固有见汗、见血而速死者，仲景所谓卫气前通、阴气前通绝证也。此系真气充周，血脉流畅，荣卫交通。

劳也者，过勤之谓也。《内经》曰：四时阴阳生病，常起于过用，或过于劳心，或过于劳力，或过于房室，或过于饥饱，而其机尤在过用之后重感于邪，使劳气不得休养。如劳力之后，汗出而外扑风寒，口渴而内伤生冷，腠理外闭，经络内凝。其逼迫离位之气血为所吸摄，不得反其故道，经络气血俱困，谓之虚劳。此时急治得法，犹可一拨即转，以其机尚灵也。迁延误治，机钝势折，阴阳开合，举失其枢，所谓真邪相攻，乱而相引也，脏腑肌肉俱减，谓之劳损。复连、淹殢之名，即由于此。以其困而又困，不能振新也。五脏真气不能相济，四时更代，阴阳竭绝，骨萎髓枯，形脱色坏，穷无复之矣，谓之劳极。此时惟专由邪伤药误，而禀赋素强，根气尚伏，肉脱未尽，尺脉尚能紧而不断者，犹可挽救。治之须知五行生化，展转相资之义，脏气、天气循环相应以缓待之。若大势日下，不及展转，庸有几乎。凡体倦困卧不能反侧，及寒热似疟而无汗，溏泄腹痛而面赤，胸痹气阻而无呕吐，皆上下内外断绝不续之极，阴阳俱竭也。治法：当气血初困之时，行气为主，行血佐之，或微加酸敛，或微加苦坚。东垣甘温除热、升阳散火诸法，可用于此时。及肌肉已减，当用血肉之品，补血为主，行气、行血佐之，苦酸坚敛，皆在所后。逮至劳极，法不外此，而饮食之调，起居之慎，导引之勤，尤不可忽。人身为血肉之体，虚劳以积久而成，决非草木所能效灵，旦夕所能奏效。此中进退消息，有不在形迹间者。当转关时，气化将通未通，往往有冲突格拒之象，如胸痹气阻，中满食减，头眩心烦，咳嗽多痰，筋骨胀疼，肌肤胕肿，鼻塞声甕，寒热往来等象，屡转屡变，进退无常。即至见汗、见血，机已大转，仍不免时时发动，发动愈勤，转关愈速，全在病家细心体察，以静参之。彼以血肉为腻而戒之，或用之不得其法以致困者，是悖也。证减即喜，转变即忧，毫无真见，用药反时时错过好机会者，益悖也。天下万病，情形之变幻，治法之微妙，未有甚于虚劳者。痨瘵一门，证虽奇险，尚无许多变化，其治法尚无许多曲折也。读书临证，悉心揣摩，其难易当默喻[①]之。

① 喻：通晓，了解。

医案

　　夫医病者，无一定之治，然不可无一定之学。譬如同一病也，有主于扶阳之说者，以扶阳之法治之，而其病愈；有主于滋阴之说者，以滋阴之法治之，而其病亦愈。盖学识既定，殊途同归。《内经》云，医之治病也，一病而治各不同，亦此意也。迺浅夫窥其一隅，遂欲执此非彼，岂穷本达原之论乎？今按慎柔之医案，合之慎柔之学，若左券①焉？固无所不验也。若欲执慎柔之医，以概天下之医，则予岂敢？至欲执天下之医，以非慎柔之医，则此书既付梨枣，公之海内，传之千百世，其间自有识者定论，予不必赘。夫慎柔往矣，慎柔之书烬矣，今复不能终秘，而炳②诸日星，此亦有天也，非人也，予又何功焉？

----

　　① 左券：古代契约分为左右两联，双方各执其一，左券即左联，常用为索偿的凭证。比喻很有把握。

　　② 炳：光明，显著。

卷
五

～ 医 案 第 五 ～

风　例

　　金坛孝廉蔡长卿令堂，年六十余。六脉俱数，八至，按之中沉则滑而实，惟肝、肾二脉洪大而虚。经曰：数则为热，滑则气有余而血不足。周学海注：此阴虚阳陷，菀极而暴乱者也。外证则唇欠目劄，手搐身摇，面色红白不时，遍身热火攻刺，自言心中昏闷，四肢浮肿硬坚，此皆风火摇动之象，阴虚阳亢之症。正经所谓热胜则肿，风胜则动也。宜滋阴抑阳，用四物汤以养血为君，加山药以扶中气为臣，佐山萸以助阴养肝，使黑柏二分以引经，陈皮理胃气为俾佐。服二剂，诊之，数脉退去一至。又服四剂，又退一至，而昔日之虚洪，稍收敛有神矣。外证四肢肿硬渐平，攻刺亦无，心中不言昏闷。又四剂，前之硬滑，俱已空软，数亦更减，然真阳未复，邪火未尽退也。以六味丸料四两作一剂，顿服之，肾经洪大脉全敛而火退矣。复因夜间取凉太过，至下午觉身寒，唇昏紫黑，此邪火退而阴阳俱虚。急用人参三钱，白术一钱，甘草三分，白茯二钱，当归二钱，附子一钱八分，官桂二分。服至一茶盏，周学海注：前方已非全合，此方更非针对，其愈者，幸也，本人体壮，非药之功。觉身大热，口干，时索水饮，发热，此真气虚，不相合，和降不下故也。至初更诊之，六脉俱细急短数，略无和气，余甚危之。至明日再诊，则有神气，尚有六至余，此阴阳未全克复，元气未充耳。教以朝服六味一钱五分，间日服补中汤，数十剂而愈。

刘某夫人，年及三十，禀体元弱。未病十日前，身如舟中行，后忽遍身痛，脐下痛，牙关紧不言，目瞪汗出，大小便不通，身热。周学海注：此下寒上冲，血随气逆，相搏而不得降也。延余视之，诊其脉俱浮细，来往不定，一息十余至，重按则无。退而思之，外证皆属阳虚，脉又无神，脐下痛甚，目瞪至死而醒，阳和之气欲绝，而胃气虚，升降失司，故大小便不通。且东垣云：里虚则急。以此思之，则内外俱虚，宜先建中。将四君去茯苓，加归、芪各二钱，熟附二分，午时服一贴，遍身痛稍缓，而小便溺矣。申时又进前剂，汗止，遍身痛已，大便亦通，但脐下痛不减，及两胁痛，此阳虚也，寒甚也。又加附子五分，脐痛止矣。但大便了而不了，有欲出而不出之状，正东垣所谓血虚，加当归身，一贴而愈。

李子才，年四十余，素性暴，忽因怒卒晕倒，周学海注：必怒未得泄。脉浮中无沉，按数六至。此阳虚陷入阴中之证，以补中益气加六味丸料少许，四贴而愈。

一少年，忽不思食，恶心，偶逢文期，强作文一日，晚即头晕作呕。余脉之，二寸洪缓，以为劳碌而动心火，遂以加味逍遥散二剂，呕不食，病亦不减。其年正、二、三、四月淫雨，此湿胜而然也。周学海注：此湿从上受，遏其清阳。以太无神术散一剂，即不呕恶，第头晕未除，二寸脉犹如故，其脉状有焰焰欲发之意。用前剂加紫苏、防风取微汗，头晕除，脉亦退，第不思食耳。六君子一剂，饮食如常。

周近庵令爱，年十九，左耳下红肿，发热作痛，脉之，六部俱数，八至无神，且素弱，经水不调。予曰：此运气病也。以小柴胡合四物加牛蒡子，内黄芩，用酒炒，四剂而愈。

周学海注：此病曾治之，轻者此方恰合。

近庵令子室，年二十余，两耳下俱红肿，痛甚发热，其状可畏。医者以大黄行数次，又用敷药，反觉坐卧不安，亦运气病也。诊之六脉俱细数少力，恶心不食。先以人参败毒散一剂以发之，又用甘桔加牛蒡、射干、陈皮、半夏含漱之，次将小柴胡汤内加牛蒡，六剂而肿消，饮食犹未贪，异功散加牛蒡，四五剂，脾胃健而全愈。

马山徐云所，六月受热受劳，又饮酒，忽上膈不宽如刺痛，头晕且重。自以过食，曾以指探吐，即枕不得，惟坐而已。予诊之，二寸俱洪缓有力，关尺俱弱带弦，此湿热上干清阳之分，故头晕重，胸膈痛，此时症耳。用平胃加半夏、黄芩、紫苏、木香，取微汗，此症即退，就枕平复。

淮安客，年三旬外，季夏患瘅疟，单热不寒，连日发于午后，热躁谵语，至次日天明才退。数日后，忽腹痛，昼夜无间，勺水不进，呼号欲绝，遇疟发时，即厥去。延医治之，投药皆不效。求余诊，脉弦细而濡。余谓：弦细为虚为暑，而濡为湿。盖暑邪为疟，湿热乘虚内陷而腹痛。用酒炒白芍、炙草五分，水煎，调下天水散五钱。服后腹痛如失，次日疟亦不发。*周学海注：此案看似寻常，实非老手不办，论证用药，均极坚实。第痛厥皆属血滞，似宜酌加桃仁、丹参。*

痢　例

甲辰闰九月间，天气寒热不时，痢者甚众。予四弟永穆，年二十七岁。忽患痢下红，腹痛后重，已三日矣。来取药，

付以芍药汤一帖，香连丸二服。不止，反增心口如刀劅①，
当脐腹痛，肛门痛亦剧，声撼四邻，自分②必死，告母决别，
因整囊往乡视之。昼夜不得卧，次数难定，日下红血一桶，
痛不可忍，发热流汗，不食。脉之，六部皆豁大，浮中沉无
力，四至。予曰：虽痛，虽发热，脉无力，已虚寒矣。古人
云：脱血益气。此证正宜。遂用异功散加升麻三分、木香五
分、炒干姜五分。一剂，去后觉疏，痛亦可忍，至五更，腹
痛如前。予曰：此药力尽也。急煎一剂与之，比前愈疏，痛
亦减七八，即酣睡至日中方醒，云不甚好过。予又曰：此药
只能支持一觉。再煎与之，遂安寝至晚，痛止，后重亦可，
还服前剂而愈。一二日后，因吃鸡肉，仍前腹痛，肛肿，秽
下不止。第三日，病势笃极，复报予诊之。脉三至余，浮无
沉，按之则大，脾命脉微，与补中益气汤不应。此虚脱之甚，
加御米壳一钱，亦不应，下如洞泄，流汗发躁，尺脉渐欲收
敛。予亦慌急，令人二更后往城取参，至早归，补中益气加
人参二钱服之，下咽觉愦。周学海注：参能令人愦，湿热内盛者尤
甚，历试验之。此正气欲复，邪气欲退也，顷之，精神顿增，
痢稍缓，恐再作，又一剂，下注、昏愦、发热、躁诸症渐缓，
脉亦有神，短脉退。寻思久之，古人云：久泄久痢，汤剂不
如丸、散。即合参苓白术散与服，觉疏下，至下午复躁热。
予再脉之，左尺洪如火射状，此阴虚火动之象。与加减八味
丸至六十丸，精神觉爽，顷之，又下八九十丸，睡至天明，
病去十七。方信立斋师加减八味丸治水涸之症。即令朝暮服

---

① 劅（lí）：割，劈。
② 分：料想。

此丸，复合参苓白术散，渐愈。复劳，觉小便痛，想动色事故耳，服以逍遥散、门冬、五味子而平。周学海注：此病动色而不死，必体实而邪气仍非深重者，前叙证似未协。细审尺脉收缩，当是血去痰生，痰伏下焦；尺脉洪射，当是下阳乍复与痰相激也。

王春元二令郎，年甫七岁，久患赤痢，消导削积之剂已服过多，后转下白如涕，浑无粪。诊之，浮中沉六脉俱虚无神，三五不调，外症手足俱冷且硬，面浮，齿白，懒语。此阳气虚寒之症，宜温补脾胃以生肺金，用补中益气加炮姜、官桂各二分，其间人参止用三分，且陈腐不堪。服四剂，手足略软，言语亦健，第未温耳，其下白仍不减，亦虚寒滑脱危症，宜补、宜涩、宜温。复用前药加好参五分、大附二分半、御米壳一分。服一剂，则足已温，大便即有粪，白退十八，自兹手足俱温软，泄自全止。还服前方，去御米壳、附子二味。予归，属以如身中已温暖，姜、桂亦去，后服参苓白术散以培中气，使来岁乙巳厥阴风木之气不能制，饮食尤宜慎之。

予友薛理还仆，速行忍饥，又相殴脱力，时五月初，遂发热谵语，以补中益气及五苓数剂不效。延予诊之，六脉俱无，乍有则甚细，其外症则面赤、谵语、口碎。一友曰：阳症见阴脉，证在死例。予曰：当以阳虚从脉舍症治之。遂下附子理中汤，冷服二贴，脉稍见；四贴则脉有神而口碎愈矣；六贴则脉如常，但谵语未已。予曰：脉气已完复，而谵语不休者，胃有燥粪，宜以胆导导之。果下燥结，谵语遂平周学海注：此证若大便滑易者，有瘀血也。以桃仁下墨粪。

马见源，精神素弱，且劳甚，饿时吃冷肉一块，遂不快，发热谵语作狂，乃饮食劳倦之症。乡医先汗一次，不退，又下三四次，便倦怠昏沉，不思饮食，吐痰，昼夜不寝。周学海注：素无痰而忽吐痰者，肺胃筋膜内伤也，多由饮食劳倦，宜坚筋以复其力。痰，发于筋膜者也，筋膜伤而湿困之，则痰常多；筋膜伤而火激之，则痰暴涌。凡治痰欲除根本者，在补血养筋而坚之，筋力坚强，自液不外泄。下多亡阴，中气大虚之故。迎予诊，六脉俱有四至，洪缓无力。周学海注：缺。至半夜，反加吐痰不已。起复诊之，六脉俱细，此邪气已去，真阴欲还，阳虚反发躁之象。急用六君加姜、桂各三分，服即成寝，至明午方唤醒之。又一剂，欲睡不醒，精神反觉懒怠，邪气尽退，而正气将复矣。至下午，吃米汤一钟，口知谷味，再用补中加干姜、桂、门冬、五味而瘳。

脾胃例

孝廉王於鏧父，年六十余，六脉俱弦牢，右三关浮中沉甚豁大，左三略差；外症晚则作饱，且大便不利。此土受木制，脾胃不输津液，中气亏损之候也。宜补脾胃生肺金，乃用补中益气汤加官桂，以削木之克制，炮干姜以温脾胃、撤沉寒，山药、山萸佐当归以养阴，麦冬、五味骤收肺金以生新水。服二剂，觉胸中稍宽，身中反有眩意，此正气欲复，而邪渐退，故瞑眩耳。又服数剂，复诊之，则牢坚已去，第二尺俱洪。此真阴真阳并虚，当平补之，用八珍，晚服六味丸，大肠渐润，再数剂全愈。

邱生，年十八岁，正月间，过食曲饼汤面，遂不快，发热，头痛。邀余诊之，脉略紧，中沉洪滑。曰：当先除去风寒。以九味羌活汤一贴，寒热、头痛悉失，但觉不快耳。予适他去，彼延别医，用柴平汤一贴，病不减。晚归诊之，脉洪，汗出，而腹痛甚，不可按。以玄明粉泡汤下导滞丸二钱，其痛减半，尚有胀。再用前丸一剂，而饱胀如脱，但腹痛耳，复增疟状。周学海注：诸症皆胃中有死血也，何不重加桃仁于剂中。予又诊之，六脉俱细弦，此脾土受木乘，又被伐之过，宜用温补，以理中汤二剂，肚痛除。又以过食复饱，诊之，弦细如前，仍以前汤，但温脾胃，而食自消，诸症去。

汤如玉母，怀七月而生，后每大便甚艰，须二三时方安，百治不效。予谓：肺肠气血不能吹送，欲来不来，乃脾虚也。脾主信，欲来不来，无信也。当补脾肺，使各施其令，而吹嘘之气自如。调理数月而愈。周学海注：每见鸡雏初生，当肛门内，犹一片色如卵黄，是人物之生，以肠胃为最后。七月而生，肠力未全，必有补血坚筋、强力固肠之法，随时进退，与之终身。

一妇，年五旬，二寸浮洪，二尺小，右关弦，不思食，头眩。余曰：二寸浮洪，病主头眩，亦主上膈不清，此阳气虚而越上，不能归根复元，不能养温脾胃，是以右关脉弦，饮食不消而少飧也。理宜敛阳气归于下焦丹田之内，下焦温暖，脾胃自健，水谷自化矣。用桂枝、白芍六分，五味子二分，白茯一钱，黑姜三分，人参五分，杜仲一钱，破故纸五分，炙草四分，汤泡半夏一钱，加煨姜，十余剂而愈。

蒋怀劬，年六十，素吐白沫，已数十年矣。忽喉中有噎意，以白予。曰：此脾胃虚寒也，宜用人参调补中气。彼辞以贫窭①，自将白糖齑②汁熬化含吐，及六七日，则溏泄，日

---

① 贫窭（jù）：贫穷。
② 齑（jī）：捣碎的姜、蒜、韭菜等。

五六次，神亦劳倦，食亦不贪。延视之，六脉皆二至，来三五至则止，如雀啄之状。此元气大虚，不能嘘吸周回耳。用六君子加肉桂四分、吴萸二分、干姜二分。二剂，则脉连续而不止。又二剂，反加浮洪粗大，数七八至，发热，口碎，舌碎，乃虚阳上越之证。予思之，脉已犯难治之例，且吐沫不止，肾水泛，脾虚失统也。用缺，病亦稍退，稍劳即复，服数剂复减，再劳又如故。至两三月后，药亦不受，亦不效，五六日而殁。先贤云：粗大之脉难治。书此以证之。

虚劳例

曹桐江令堂，年六十外，九月间，发热，少飧。余诊之，六脉俱无神，有八至，右关浮则满，沉则无，正《经》云脾虚浮似肺，亦火内郁之症，脾弱宜矣。用补中益气数剂，变疟，此正气复而邪气欲出矣。用六君加五味、干姜，四贴痊，复合参苓白术丸调理，康健如故。

三月间，予六弟，年九岁，先于二月十八日病痧，疹退发热不已，不飧饮食，惟饮冷水，啜数口，少顷即出，延之三月来报。余思之曰：不思食，脾胃虚也；欲饮水，热也；饮少顷即吐，中虚假热也；且兼吐酸水，此木旺土衰之病。以六君加姜炒山栀，服二剂，热住，少顷复热，此中气虚极，得药力则退，药衰复热，此药力少而病气重也。往诊之，脾胃脉弦无神，五六至不定，见迟，左三洪漫，看指上三关俱透，命关脉已黑，喘气昼夜不休，遍身发热六日，十日余不更衣矣。遂胆导一次，出粪不黑不硬而带溏，非真元之热，乃脾胃气虚不能升降耳。小便赤涩，欲便则叫呼痛楚之极，乃阳气馁而下陷，升降失司，气化失职所致。用补中合六味汤三贴，加麦冬、五味子，喘气即止，热亦退，惟小便涩痛不已。仍用补中益气加麦冬、五味子、牛膝、车前、干姜炒黑，清肺生水，升阳益胃暖中。一剂，小便出血，并血块若干，乃邪火煎熬，阴血干枯而成也。又二剂，痛止，饮食顿增，全愈矣。予曰：用前剂而获如此之效，岂非补脾养肺、金盛水生、气化自出之谓乎？了吾先师云：无非清气下陷，不升不降。此翁谆谆言之，治百病无不验，识此以语后昆①。

周学海注：此肺热气陷，蓄血于膀胱之分也，脉证宜细看。

曹梧冈令爱，年十七岁，七月间以劳倦发热，不思饮食，六脉俱洪，用逍遥散四剂遂愈。自后饮食不甚贪，肌肉不生，此脾胃虚也，还宜服补中之剂，彼视为泛常，不及调养。延至十一月间，忽气喘咳嗽，此土不能生金也，且发寒热。复诊之，六脉无伦次、无至数，偶来一如游丝，亦无定迹，外症喘急吐痰，不食面红，遍身冰冷，两目有时而左红赤、有时而右红赤，此脾胃久虚，真阴渐亡，虚阳上越之危证。以六君加姜、桂各三分，门冬、五味、黄芪。二贴嗽为稍缓，四贴而寒热止，饮食增。又诊之，右三脉尚弦细，用补中加姜、桂，晚煎八味丸一钱五分，十余剂而痊。至来年正月间，复病如前，盖因节下饮食过伤，亦缘前之元气未复，脾胃未充故耳。其症比前更重，脉亦如前，日夜不睡。以归脾汤加大附三片，姜、桂各二分。服一剂，即鼾睡一晚。又三剂，更服补中加姜、桂、山药、故纸，二十余剂。复诊之，右三比前觉定，但弦不和，仍服前汤，用八味丸四十余粒同煎服之，

① 后昆：后嗣，子孙。

又二十余剂，身温症退而平。周学海注：与刘夫人、马见源案参看。

钱心卓令爱，五岁，先于十二月间患肛门肿痛，且碎且疮，不思饮食，以翰①示予。曰：此脾胃虚弱，虚阳内郁不伸，下溜侵肺，金受克之故，宜六君加升、柴、吴萸、制黄连炒黑色三分。二剂即瘳，第未全复，延至正月尽，发热不思食，眼剳泪出而红，泄泻。服他医煮肝治疳之药不效，复语予，亦以四味肥儿之品与之。初觉有效，数日反益重，此元气已虚，攻伐太过也。遂乘舟来就诊之，则右关弦细，左关洪漫，发热日夜更甚，晚间泻十数次，咳嗽。予尝观脾胃不足及久病之人，未有不左脉大过于右者，正东垣左脉克右脉之说，理势使然。况脾土一虚，肺金益衰，水涸木枯，枯木生火，焉得左脉不大于右？用前剂加姜、桂、门冬、五叶，送下四神丸，六七贴，暂进暂退，脉细如故。此元气未充，不宜改方，彼亦深信，又服四剂，眼剳略疏矣，此真元渐有复意。适了吾师至，云所用之方，止减陈皮，泄气不能堪也。又去陈皮十余剂，病减十八，再数剂全愈。

张敬山夫人，年四十外，病已八月多矣，遍身肉尽脱，气喘，不思食。延予视之，六脉俱和缓有神，四至，虽名有胃气。经曰：形肉尽脱者不治，脉不应病者死。姑用六君加门冬、五味、干姜二剂，初觉不安，顷之遂躺睡，气喘亦疏，声亦响亮。复诊之，六脉俱细，脾肺二脉，似来似去，欲脱之象，此的为死候矣。再三谛询，彼云稍可，但不思食耳。予思此脉比前反退，甚是不宜，又勉进前剂一贴。又泻，增

---

① 翰：原指长而坚硬的羽毛，后来借指毛笔、文章、书信等。此处指信函。

胸膈饱闷，且不纳水汤。此中气已虚，不能输运，遂查历日，乃乙巳。曰：今晚死矣。重于甲，卒于乙，此五行之定制也。已而果然。友人薛理还云：久病脉有神，服药顿退，此决死之病。正如灯火之将灭，又愈明而遽绝耳。

王姓女，六岁，痘后患咳嗽，将三月，不思食。迎予视之，六脉弦细，此脾肺虚寒也。周学海注：此痘后热血蓄于肺络也。若外袭风寒，内伏寒湿，必兼喘急。六君加姜、桂、门冬、五味，四剂，饮食顿进，嗽亦稍止，此真元未散，药力易得。再十余剂，去十九，然脉尚弦细，较前不过略和，教以服前剂，不允而止。明年复患如左①，脉亦仍前，以煎剂治之，全愈，第脉终未和缓，犹带弦细也。予曰：病虽瘥，脉气未复。周学海注：脉久不和，其本在血络，和血即脉复。又明年三月，重患如前，又视之如故，以十全大补汤、门冬、五味，四服而愈。予思之，犹未脱也，当补中大补剂百余，方获五脏坚牢，而宿疾亦不再起矣。不然，年盛时色念一动，将有不胜其喘患矣。世医以咳嗽之疾，全作痰火，尽治以清痰降火，顺气克伐之剂，遂至脾土中损，多致不救。不知咳嗽之疾，缘脾胃不和，肺金失养，金不生水，心肝二火陡起于内，乘所不胜，遂咳嗽不止，而肺病奄奄，脾胃益虚，此子病母忧，化气使然也。正宜补脾胃，生肺金，不拘剂数，使脾肺得养，五行暗化，土盛金生，而咳嗽自休矣。

丹徒王盛之，年三十余，六脉俱九至，外症则咳嗽面赤，懒言怕闹，时病已半年，从前苦寒之剂，不记数矣，周学海注：如此，即胃络当有死血在。此真气已虚而脉数也。经云：数则元

---

① 左：疑为“右”字之误。

气虚，数则脾气虚。又云：数则有热而属虚。是皆不足之症。六脉中又脾、肾二脉洪大，此肺金不能生肾水也，理宜补肺金生肾水，水旺则制火，金旺则生水平木，木平则脾土盛，又生金矣，此正治也。乃与云：兹证取药十四五贴或念贴外，当有汗出，此阳气升而经络通矣。汗后即当倦，八九日或半月，此邪退而正虚也。或十日、半月，元气渐复，倦态方去。自后温补脾胃之剂，又当痰动、血动，或发肿毒，或作泻，此数者，听其自来，乃脏腑邪气欲出，发动流行之象也。倘不预言，恐变症多端，患者惊骇耳。因与以补脾生肺滋肾水之剂，五六贴，数脉不减，此真元虚而燥也。即以前剂去头煎，服二煎、三煎，不十剂而数脉去。此时虚火一退，中气便寒，以六君子加姜、桂五六贴，脾气运动，痰饮便行，归于腰胁，肝肾部分大痛。邪之所凑，其气必虚，益见肝肾虚矣。周学海注：是胃脘死血下溜，未得出路也。令外以盐熨，内服二陈加桃仁、玄胡索、薏苡仁二贴，大肠见痰血而痛止。周学海注：血为热为痛，痰为冷为喘，此病久服苦寒，仍能见血而愈，是体气壮实也。复用补脾六君加五味、白芍而愈。倘不预明此理，则变出腰胁痛时，便没主张矣。周学海注：此案脉证宜细看。

一妇，年五十，小便时尝有雪白寒冰一块，塞其阴户，欲小便，须以手抠溺，否则难。予曰：此胃家寒湿，缘脾气气寒，凝结而下坠，至阴户口而不即出者，脾胃之气尚未虚脱，但陷下耳。用六君加姜、桂，不念剂而愈。

一妇素劳症，四月间，胸中作饱，腹亦胀，不饥，日夜泻十数次。诊之，肝肾脉弦而不和，此肝肾虚寒也。治以破故纸一钱，杜仲一钱五分，山萸三分，熟地三分，吴茱萸三分，甘草二分，乌药三分，沉香磨三分。四贴稍有转头，八贴能进汤水，念贴全愈。

丰义储中和，持斋十七年矣。先九月患梦泄，已而发惊。此五脏空虚，津液燥涸，肝木生风，风火扇摇，故令精动而泄也。攻补皆不效，先润养其脾胃，脾胃润，使津液四布，百骸通泽。一月再诊之，肺脉大，土不能生金也；左尺细长，金不能生水也；余俱洪缓，且不甚流利。周学海注：洪缓不流利，津虚血燥，气浮无根，幸不在尺部。左尺细长，是梦泄发惊之本脉，以下焦寒气上擎也。以补肺之剂，四剂则和而长矣，虚则补其母之法也。先时不知饥，以异功散加黄芪、桂、芍、五味子补脾生肺，肺复生肾，三脏相生。晚卧不宁，以归脾汤间服之，元气渐充，精神渐发，越半月余，加用太素丸全愈。

庚午正月，诊得用吾先生左三脉沉枯细小涩，此劳伤筋骨气也；右三脉浮而洪数，左右皆八九至，此饮食劳倦伤脾脉也；其症神思昏倦，发热，先因饮食不消，曾服消导之剂以致如此。思之曰：脉虽数，年虽高，症虽重而长缓，尚可延生。遂用保元加桂、芍、五味子、黑姜三分，服数剂，浮洪脉敛，数脉亦退，第不知饥耳，此脾胃不开也。且服此剂而无汗，必气未全旺，遍身经络尚未通故耳，恐此后必发毒。因五脏之邪未透，毒必内攻一经而出。况此平素郁劳甚，毒必从虚脏而出。未几，果少阳经发一毒，痛甚，其坚如铁，灸之念艾，遂浮肿而散，傍复生一肿，再灸念艾而痛止，耳前后板甚。此血虽行而滞未尽散，经络未尽通，再以保元辅脾、活血通经之剂与之。适左半身发汗甚粘，左属阳，此阳气发动也。明日，觉身中不安而躁，此作汗之兆，果下午遍身有汗，且作泻，此中气虚寒也。周学海注：作泻有蓄痰宿水，因气化而下出者，不尽由虚寒，当详察所泻形色。以中和散人参汤调服，遂稍饥，肚痛亦退矣。明日再诊，六脉俱六至，二尺弦，此下焦虚寒，丹田气冷，命门火虚，不能生脾土也。虚则补其母，不思食而作饱，当以六君子汤主之，加破故纸、小茴香，温下焦以生火，火以生土之义；加黑姜以温中，以消食健运；加桂、芍、五味以敛肺金生水，水升火降也。自此以后，脾气渐健，饮食渐进，而肿处滞血，方化为脓。大抵脾胃之疾，兼之高年，又值春木正旺之时，过此一关，无肚饱之症，可保万全矣。周学海注：肚饱为太阴内陷，胸痹为阳明下陷。任脉上虚，皆由血死下澄，不复温化。凡高年及虚人久病，无端忽见肚饱、胸痹、体倦、食减，即不起，脉反缓长如无病也。

头痛例

一老妇，患头痛二月，诸治罔效。余治以通经络、和气血之剂，十余贴。晚上吐血二碗许，其家惶恐奔告。余谓：其症明日当愈。已而果然。

一贵介，年三旬，先因齿痛，用石膏三钱煎服，顷即满头皆肿痛，牙根、上颚肿势尤甚，俟天明稍退，盖得阳气故也。诊之，右关细洪，左关涩，左尺亦涩。余谓：须纳气下达，方得脉和。定方名羌活散火汤，羌活酒炒五分，防风三分，酒连一分，酒芩二分，白茯苓一钱，人参二钱，甘草五分，半夏一钱，破故纸一钱，枸杞子一钱。二剂，其细涩脉即粗大，是阳气下行矣，头痛稍止，可见前头痛是下焦无阳，阴火上冲。服之八剂，头痛全止，齿根肿犹未退，脉则益和。余曰：将愈矣，此阳气已至羔所。果四五日出脓少许而瘳。

胃脘痛例

万历壬寅六月间，家君年五十三矣，患心口痛，呕食面黄。诊之，脉细弦数六至余。即灸气海、乳根各数壮，服补中益气汤加吴萸、姜炒黄连、山栀，二三十贴，又以四君加减丸补脾，遂愈。明年天旱，家贫车戽力罢①，复吐酸如前，再服前剂及八味丸而安。

一妇人，年五十余，素有心疼，久已疏矣。七月间，旧病忽作，医以宽中导气、削坚攻血等剂，致中气愈虚，不思饮食，神惫，迎予治之，已五六日不食。诊之六脉俱沉，惟脾胃弦细，似有神，寻亦难得，外证则心口痛，左胁胀硬，呕苦酸水，但能饮清汤，如吃米汤一口，即饱胀不胜，正木来克土之症也。然其人脉病虽笃，面色、肌肉犹不甚脱，忆古人证不凭脉之语，投以异功散加吴萸、干姜，佐以姜炒山栀三分。二贴，病失十五，再二贴而愈。

眼痛例

徽州方奉安令郎，十二岁，孩时乳母无乳，且喜酒，恐其父知无乳，私以果米食喂之，乳哺三年后，便眼弦红烂，此受母湿热故也，渐至眼不得开。延予治之，六脉俱洪。予曰：此肾水不足之疾，当益水以滋肝木。以六味汤加柴胡、

---

① 车戽（hù）力罢：车戽，用水车戽水。罢，通"疲"。此指劳累过度。

山栀，数十贴而愈。时方秋候，余复言宜多服前剂，预培肾水，以助来春生发之气。彼怠缓不果，至春遂如予言。他医治以芩、连凉心之剂，进至五日，眼不开，且发热不思食，作泻，咳嗽。此过伤苦寒，收降太过，致阳气受亏，胃气不升发也。周学海注：凡过服苦寒，在血实之人，胃络凝瘀，当见一块结急而疼痛，且愈觉内热。血虚之人，胃血辟易，胃体寒僵，肚中一片全不柔和，溏泄作坠而微痛，若不速救，至舌淡无苔，是血络全闭，胃气不能上荣也。此案是湿热酒毒，久伏血肉之中，治宜活血解毒，使遍身发疮自瘳。苦寒逆折，固在所忌，甘温补脾，亦非邪盛时所宜，能增湿热助毒也。复请视之，六脉俱八九至，按至骨则细无神，左心肝洪大于右，按之无力，此气血大虚，元气大惫之症。幸童子真元未散，尚可救药，亦须服药半年，方可见效，治以四君加黄芪、山药、门冬、五味。三月，发热、咳嗽稍可，作泻犹未止，教以服补剂参苓白术丸，间以前药。至半年，脉退六七，眼亦开矣，第赤烂上下粘腻未除，或时可，或时粘，此正气未全复，邪火未全退也，还当扶元气，而邪火自息。彼吝于参费，复用别医，以补血当归、生地之类，一两月，前症复作，眼复赤烂不开，反增恶寒发热，作泻、咳嗽如旧。事已告急，复求予诊，六脉俱细数，比前更甚。余许以八贴之后，恶寒不减，便不可回。服保元加白术、门冬、五味，四剂后，恶寒顿退，惟发热不已。余曰：盖恶寒者，阳气虚也，服四剂而祛之，阳尚强，尚可救疗。后以保元、四君加山药、门冬出入服之。至冬，眼弦赤烂已去，数脉俱退，止五六至，按之无力，眼中不时两眦皆有红翳入睛，此阳虚上越之故也。以补中汤去升麻，入熟附一二分，七八剂翳退，数脉亦退，仍服前剂而全愈。

左光禄丞，年及四十，两目俱瘀肉满珠，他医与以祛风散热之剂，不效。余谓：脾主肌肉，此脾胃肉滞也。以桃仁泥二钱，枳实一钱半，连翘一钱半，玄明粉二分，白芷二分，山楂肉一钱半，晚上日服一贴，至十贴而全愈。余以此方治数百人患此者，俱未尝不效。第先曾服多苦寒之剂，已伤脾胃，不思饮食者，禁不可与，如勉用之，则眼必坏，且致虚损。如患此症，服过寒凉，已伤中气，且宜静养守之，亦得渐退，不可造次，至于失明。盖此症医者罕识，阳明多血多气之经，而《经》云血实宜决之，此方决之之意也。如患者脾胃素虚，必欲服之，或间日一贴，或间二日一贴可也，急服则损目伤脾也。周学海注：此方从桃仁承气套出，而丁宁告戒者，过服寒凉，胃血痹易，再用苦咸寒泄，即血不复能上荣。

邱豫章，患瘀胬满眼，医以大黄行之，祛风散热之剂服之，俱不退，以前方三四剂而愈。

一女人，年五十余，素眼疾，因服祛风散热之剂，忽口干，且发热，多眵，开合不得，红筋薄翳满目，六脉洪数五六至，浮沉俱无力，此气有余而血不足症也。四物加黑柏二分、山栀、陈皮，八贴而愈。

刘夫人，年五十余，忽眼疾，医以祛风散热养血之剂治之，不效，已五六日矣，眼珠痛，声撼邻。予诊之，左关洪喘且大，此肝血不足，肝自生风也。细观之，左瞳神散大，痛不可忍，无红筋。加味逍遥一贴，服之痛止，一二时复作，此药力尽也。日服二剂，将六七贴，痛减十六，十二三帖全愈。后教以服六味地黄以生肝木。

杨宅使女，年八岁，两目眵泪不干，眼眶赤烂，此脾胃湿热，以胃苓加酒炒黄芩、连翘，六七贴而愈。

一朱友，年三十外，患左目自上而下，红瘀兼翳，俗曰垂帘。其势自上而下，象垂帘之状，故云。用加味逍遥去白术，加川芎，少白芍，十数贴，去其十六，再十贴而全愈。复令服地黄丸。

一唐友，年二十外，症亦如前，亦用逍遥加减如上，服十五六贴而愈。

齿痛例

家慈，年五十三岁，齿痛不食，已几月矣。人误以旧方野蜂窠填入盐椒，羊胫骨为末擦之，满口皆碎，倍痛，愈不能食，而母以人中白涂疳散抹之，方可进汤水。遂乘舟入城，诊之，右三脉俱伏，左寸关细，左尺洪缓。怅曰：拣方医病，不如以理思之。右三部伏，因齿痛不便食，脾胃失养故也；左寸关细者，缘脾胃虚，不能荣养心肝之血而然；左尺洪缓，乃湿热耳。用白术、甘草、陈皮补脾胃，四物汤以养阴血，苍术、茯苓、黄柏、知母以除尺之洪缓、胃之湿热，四贴而愈。

崔友，年二十外，素好色，忽患齿病，遣使来云：病齿龈肿痛，且流血不止。予思之曰：此木克土之象，肝肾血虚，风火妄动，乘其所不胜也。以加味逍遥散二剂治之。服一剂则痛减血收，二剂全愈。盖凉肝肾之阴，治风热之标，培脾土之虚。经云：木郁则达之，火郁则发之。正此谓也。

师祖存碧，年四十余，素脾胃不充，忽一日齿痛，两口角流涎不止，灰挹满斗，楚声撼邻。脉之，右关弦急，此脾胃虚寒之症，用补中益气汤加吴茱萸、干姜、肉桂各三分，内人参五分。服之顷间，痛未解而反增，坐卧不安，此药力未施也。再顷之，疼虽减，而涎犹不止。予曰：涎乃脾家液，不宜过去。即煎前汤加人参八分，明日又如上一剂，痛止，液亦不去，再三贴而愈。

杂症例

一女人，胎八九月矣，忽腰痛甚。诊之，六脉俱细，二尺涩且弦。予疑之，视其怀抱不虚。予曰：虽是胎，恐难产，亦恐或坠。后遇查育吾先生诊，亦如予言。以养血气与服，遂得如期而产一子，然不暮而亡。观此女素禀弱，勉得胎孕，而乏其滋养，宜如此之克验也。

姪男，甫六岁，三月间，忽然热，三日，左面心胃经部分出痘一颗，如鹅眼大，右眼弦胞皮上一颗，不甚发而没，余而细红筋数条，至五六日不贯浆，发热烦躁，昼夜不睡，肚饱，咬牙，寒战，抽搐，时刻叫喊不安。余视之，六脉俱八九至，幸大便不泻。予思曰：肚饱者，脾胃弱不能输运毒气也；烦躁者，肾水不足而有火也；抽搐咬牙者，水不能生木，枯木生火，风火摇动之象，乘其所不胜也。大法当先保元气，清肺金，生肾水，水旺木滋，而火自息。遂合方名保七六三汤，保元汤七分，六味汤料三分也，加门冬、五味。一贴，鼾睡半日，醒而复躁，复半日，徧身如蚊啮之状，甚细。又照前一贴，复睡如前，醒后烦不安。予曰：鼾睡者，得药暂元气少复，邪气少退之故；复烦者，里毒未尽出也。复用参芪四圣饮二贴，浆足，黄如蜡色，又七八日方脱靥。古人云：三日热，三日透，三日齐，三日浆足，三日脱靥。

此正气不虚者言也，虚而邪盛者，不拘于此。余曾见咬牙寒战，俱弃之不医，而诸书亦云难治，惟立斋先生有治方，不拘此，神化再出，非庸医可觑其一二者。

叶少池令郎，年十五，发热，足不能行，且痛。予诊之，六脉俱十至，二尺弦细，此血虚发热，兼湿有寒。用逍遥散加酒柏三分，苍术一钱三分，吴萸三分，二贴全愈。余不意应效如此之捷。周学海注：近年荣相文忠公患此证，即用此方，神效，但不除根。

丁会成，年四十余，春季右腿正面忽痛麻。诊之，右三部洪数五六至。问：口渴否？曰：是也。升麻葛根汤二贴而愈。

壬寅九月间，六妹，年二十一岁，缘家贫忧闷，忽患乳痈，不信服药，渐至胀长尺许，极为可骇。予思石山先生微义，大都人患疮痈，畏针不早开脓，致大伤阳气，后难收复。即以神效瓜蒌散二剂与服之，脓即射出，厥后果然疮口不收，汗出如珠，至日西则昏愦不省人事。予曰：虽脓已出，阳气终损，第未全脱耳。诊之，脾胃命门脉细弦，余浮无沉，按无力。此阳气虚也，以十全大补及补中益气出入服之，数十剂方愈。仍令再服八味丸数斤，无后患，不则，阳气终难恢复。以怠惰不如所言，来年十月间，前阳虚之症复作，流汗如珠，拭去复有。予曰：此少服八味丸之故。以补中益气加吴茱萸、破故纸、干姜，二三贴即减，数十贴而安。复教以服前丸，妹犹未果。又来年七月，患伤风状，来告予欲药。予曰：此阳虚不卫外之故，以补中益气二贴服之。缘中气寒极，不甚应病，已十二三日矣。复召予视之，汗出流水，面赤，舌出不收，呕恶吐痰吐酸，昼夜不知人事，下泻清水，满口皆碎，膈中隔塞不通。诊其脉，十至余，有影无形，浮中沉俱无力，脉状难定。明知前症之虚寒，寻思东垣《此事难知》之旨，上吐下泻，此中气不和，脾胃虚寒之症也。即投理中汤加吴萸、姜汁炒山栀。一贴，上下皆通，舌收，喘定，痰止，遂索汤水，惟昏愦如故。再一贴，口疮尽愈。与十全大补汤，并服加减八味丸，二十剂余，两太阳各生小疖一二枚，前数脉尽退，方识人。自云：向昼夜如梦，今日方醒。九月尽，再诊之，豁大难明之脉已退，惟细弦耳，尚呃逆吐痰。重以六君加吴萸、干姜、砂仁、煨姜，一二剂呃止。复以异功散加干姜、吴萸及前二丸而愈。

邱子明，年五十外，左乳上发一肿，服消毒药，且不戒劳，又兼远行，遂肿大如盘，高一寸许，犹服前消毒剂，反增恶寒，不思食。余视之，六脉俱弦，微大，不和，无神，此阳气虚而脾胃亦虚寒之症。以枣大艾圆，傍逐一灸至中，以痛为度，积八十壮；服六君子汤加黄芪一钱，姜、桂各五分。一剂，至晚即睡，不觉天明，肿遂平，呕恶减半。再剂，呕恶去，饮食顿增。复用八珍汤去地黄，加芪、桂、姜如前，腐如瓜瓤，此阳气尚能作腐，可医之兆。予适他往，瘀死之肉剪迟，疮面连结，色黑如墨，重发热攻开。一方医为割之，热透遂凉，仍服消毒药，乃泄泻，日数十行，呕恶，渴甚，肚痛，疮紫黑。予归，急用六君加芪、姜、桂如前，煎送四神丸百粒。二剂，泄泻止半；三剂，肚痛、泄泻俱定，疮色变红，但渴不止。此真阴亏也，用八物去地黄加芪、姜，送下加减八味丸七十余粒，数十剂而愈。周学海注：此节有讹文。

一友，年二十外，左边睾丸并腰痛，医以大黄等药与之，约六七日矣，反发热、痛甚。此寒气着于内，着而不行也。

余诊之，二尺沉按弱细，余俱洪数，且有滑意。予曰：此作痛将欲成脓。用真人活命饮加人参五分、周学海注：缺。牛蒡子，一剂痛减，二剂全愈。

蒋子贤，年四十外，因长途劳顿兼酒色，面若熏黑，橘黄带微黑也，无力，不思食，六脉俱细，盗汗，恶心，作饱。用六君加苍术一钱，肉桂二分，干姜三分。六七剂，口知味，知饥。至三十贴，面红活，但作泻未止。与以四神丸，三四服而愈，第觉左边睾丸有肿意。此脾健运，湿热下流之故也。不及治之，复北行，酒色两兼，且受恼怒，重发热不安。与补中益气汤加羌活、蔓荆。一贴，热稍退，而阴子肿大如鹅子大，左脉洪。用小柴胡汤合四物加车前。一贴，不减，且溺则小便涩痛难出，口干，发热。更加龙胆泻肝汤加牛蒡子。七八贴，发热退去，口干亦减，溺亦不涩，睾丸肿软十八。又服数剂。服活命饮加牛蒡、人参，十数剂肿消。

王岐冈，年十七，读书坐久受寒，遂左边睾丸作痛。用真人活命饮加牛蒡、人参，八贴肿消。

陆起潜，右㕧患肿作痛，六脉洪数，右关尤甚。用逍遥散加川芎，二贴而愈。予曰：洪，心脉也；数者，火旺水亏之征也；而右脉盛，气有余而血不足也。肝血不足，肝木生火，故脉洪数也。而右阴㕧肿痛者，以右脉甚也。㕧者，肝家部分，肝木为火所烁，则筋急而拘挛肿痛也。以前汤清其热，养其血，培其根，故捷如影响也。周学海注：亦泻实火耳，非养阴培根也。

刘七官，年十七，遍身脓窠疮，其色红紫。余视之，则跷足而卧，以隐曲处多疮，难于屈身故耳，六脉俱洪大有力，数有十至。用加味逍遥散，四贴而愈。越二月，手足复患如前，六脉俱按洪大，以四物加术、陈、芪、门、味，八贴而愈。

伍姓，久患漏肿，肛口连臀尖流血不止。医以大黄末敷之，其肉渐黑硬麻，且病目，红筋满珠，开合不便。余视之，以逍遥加味者，添桃仁、连翘。十余剂服之，而红筋十退六七，而漏亦稍可。予复令揭去大黄，日灸艾十余壮，候痛即撤之，内服托里消毒散加破故纸，以其命门脉弦故也。服数十剂，此方去取一二味，后肉渐软红活而愈。亦教以服六味地黄丸加故纸、杜仲。

统观诸案，恪守立斋家法，理路正大，第药力太薄，法少变化，不足治大病，启后学。在气血微虚，津液不足，而经络未有痼痹者，自可收功。若夫虚极之重病，实极之暴病，虚实杂极之奇病，诸方安能制之？故讲方法者，必有《伤寒》《金匮》之矩矱①，兼《千金》《外台》之魄力，乃能任艰巨，适变化而不竭焉。此书格律谨严，可为老人、虚人调养指南。首二卷颇有精语，极宜潜玩，视近世好为张皇幽渺②，词蔓理晦者，奚啻霄壤？

---

① 矩矱（yuē）：规矩准绳。
② 张皇幽渺：指阐发、张扬思想或著述中的深妙精微之处。

后跋

　　程瘦樵每以旧医书饷①予，前岁得睹王太仆②《元和纪用经》及白飞霞③《韩氏医通》，既抄录而珍袭④之矣，今夏复以《慎柔五书》示予。予观其书，凡治诸症，皆以保护脾胃为主，渊源本于东垣，而化裁宗诸薛氏，其于虚劳之症，截然两分，治法不混，更发前人所未发，洵⑤为医家可宝之书也。手为抄录，不惮烦暑⑥，亦以见老年嗜好云尔！

乾隆丙午秋七月后学王陈梁识
时年六十有五

---

　　① 饷：本义为给在田间劳动的人送饭，引申指赠送。
　　② 王太仆：即王冰（约710—805），号启玄子，唐太仆令，著名医家。有《重广补注黄帝内经素问》（24卷，81篇）传世。
　　③ 白飞霞：即韩懋（1441—1522?），又名白自虚，字天爵，号飞霞道人，人称白飞霞，四川泸州人，明代医家。著有《韩氏医通》2卷，《杨梅论治方》1卷，《海外奇方》等。现仅存《韩氏医通》。
　　④ 珍袭：珍藏。
　　⑤ 洵：诚然，确实。
　　⑥ 不惮（dàn）烦暑：不怕暑热难耐。惮，怕，畏惧。